Je me mets à la musculation

POUR LES NULS

Je me mets à la musculation pour les Nuls

ISBN : 978-2-7540-8495-6
Dépôt légal : avril 2016

Correction : Anne-Lise Martin
Mise en page : Émilie Guillemin
Photographies : Chloé Gassian
Mannequins : Alexandra Sarramona ; femme enceinte : Bénédicte Le Panse
Illustrations : Fabrice Del Rio Ruiz
Index : Muriel Mekies

Nous remercions chaleureusement la marque Lacoste qui a mis à disposition les vêtements de sport d'Alexandra Sarramona.

Imprimé en France

Éditions First, un département d'Édi8
12, avenue d'Italie
75013 Paris – France
Tél. : 01-44-16-09-00
Fax : 01-44-16-09-01
E-mail : firstinfo@efirst.com
Internet : www.pourlesnuls.fr

Je me mets à la musculation POUR LES NULS

Bénédicte Le Panse

Docteur en physiologie, championne de France
et championne du monde en force athlétique

FIRST
Editions

SOMMAIRE

INTRODUCTION

« Cette fois c'est décidé, je me mets à la musculation ! » Il ne faut pas croire qu'une personne qui se met à la musculation a pour seul objectif de faire de la gonflette : sachez que la musculation a bien d'autres atouts !

On associe souvent musculation et bodybuilding, mais la musculation ne se résume pas uniquement « aux gros muscles ». Il ne s'agit pas de se transformer à chaque exercice.

UNE VÉRITABLE HYGIÈNE DE VIE

Bien au contraire, la musculation est une discipline merveilleuse qui doit être pratiquée régulièrement et avec des intensités de travail spécifiques. C'est une véritable hygiène de vie dont il est difficile de se passer et qui vous deviendra indispensable une fois votre programme commencé.

Cette discipline présente des bénéfices remarquables : avec l'âge, nous perdons en masse musculaire, nos os deviennent plus fragiles, nous avons mal au dos, le taux de nos hormones diminue, nous sommes moins forts, le risque de blessure est accru : c'est bel et bien la musculation qui permettra de lutter contre tous ces facteurs néfastes !

Vous pouvez pratiquer la musculation à n'importe quel moment de la journée, mais si vous vous entraînez le matin, vous êtes assuré d'attaquer la journée du bon pied ! De quoi être plus performant dans son activité professionnelle.

D'ailleurs, travailler ses muscles de façon globale permet d'éviter certains désagréments au bureau. Combien de personnes souffrent de mal de dos au travail ? Vous muscler, c'est aussi vous renforcer au niveau abdominal et préserver vos disques intervertébraux souvent sollicités.

Afin de ne prendre aucun risque en vous musclant, et de bénéficier ainsi de tous les avantages que procure la musculation, il est nécessaire de savoir comment bien faire vos exercices, comment vous alimenter, ou encore comment agencer vos séances d'entraînement.

UN GUIDE SIMPLE ET PRATIQUE

Masse, volume, force, sèche, renforcement, santé et performance : ce guide pratique vous fournit des conseils facilement applicables en salle mais surtout chez vous, et ce, évidemment, sans vous déplacer !

Accessible à tous, il vous explique clairement les règles fondamentales de la musculation et corrige les idées reçues pour atteindre vos objectifs d'une façon très simple. Il vous apporte les solutions concrètes et personnalisables pour réussir votre planification d'entraînement quel que soit votre profil.

LA MATÉRIEL NÉCESSAIRE

En salle de sport, vous trouverez tout le matériel dont vous aurez besoin, mais si vous voulez commencer à la maison, il vous faut :

- Un bâton (ou un balai)
- Une paire d'haltères de 2-4-6 kg pour les débutants : on peut en trouver à petit prix dans tous les magasins sport (des bouteilles d'eau pleines feront l'affaire pour ceux qui ne souhaitent pas en acheter)
- Des haltères sous forme ronde pour les moins débutants
- Une paire de lest
- Une barre
- Une marche ou un step pour les exercices surélevés
- Un banc de musculation ou un banc simple pour ceux qui ne souhaitent pas investir

1

POURQUOI SE MUSCLER ?

POUR ÊTRE EN FORME

Se muscler, c'est adopter de bonnes postures et assurer son équilibre. C'est se consolider d'une manière générale pour prévenir les raideurs et assurer un bon fonctionnement articulaire.

Nous sommes tous amenés à porter dans la vie des objets plus ou moins lourds ou bien à soutenir un effort sans charge, et donc à produire des mouvements qui relèvent de la force ou bien de l'endurance.

Des postures bien maîtrisées et bien dirigées permettent d'améliorer son pic de forme et aident à préserver son autonomie.

POUR SE DÉPASSER

Pour les personnes qui souhaitent débuter, s'initier à la musculation dans un souci de performance, la planification de l'entraînement prend toute son importance.

Les intensités de travail, le nombre de séries, le temps de récupération nécessitent d'être suivis afin d'obtenir les résultats voulus.

Au-delà de l'aspect fonctionnel, il faut savoir que le muscle consomme de l'énergie, notamment du sucre, et que par conséquent l'alimentation a toute son importance.

Il faut donc adopter parallèlement une hygiène alimentaire, ce qui permettra d'accroître la dépense calorique journalière, d'être en forme, mais aussi de pallier un certain nombre de pathologies (cholestérol, triglycérides, etc.) et ainsi de conserver son intégrité physique.

POUR BIEN VIEILLIR

Avec l'avancée de l'âge, et par conséquent du vieillissement et de certaines pathologies, les muscles perdent de leur force, ce qui limite les activités. Renforcer sa musculature permet donc de lutter contre cette perte d'autonomie.

SE MUSCLER, C'EST RENFORCER SON CAPITAL SANTÉ

Le capital santé d'une personne est le reflet de son état de santé à un moment donné. Cet état de santé fluctue tout au long de la vie. Il est maximal normalement aux alentours de 20 ans et diminue progressivement tout au long de la vie. Cette diminution naturelle se fera tout d'abord lentement, puis elle va s'accélérer à partir de 30 ans et surtout à partir de 50 ans et enfin vers les 70 ans. Il faut donc améliorer son capital santé.

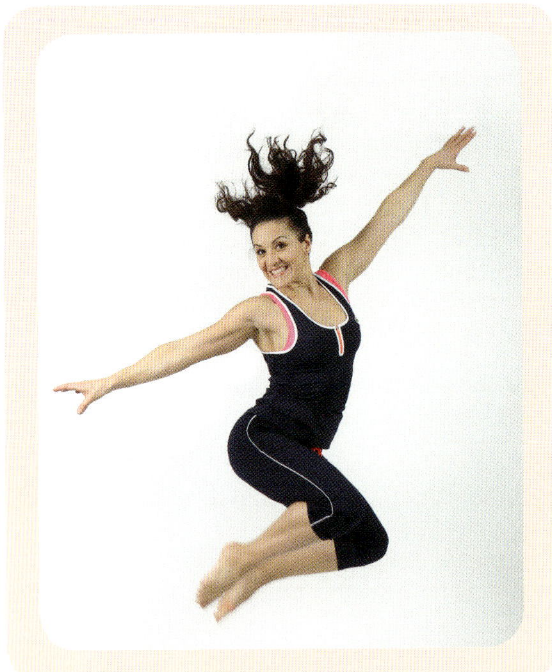

Il importe avant tout de pallier la diminution de la masse et de la force musculaire, dont les deux principales causes sont :

- la diminution de la stimulation du système hormonal ;

- la sédentarité, qui entraîne une perte de masse musculaire.

Il faut donc redonner aux muscles des conditions de fonctionnement optimales, ce qui permettra d'optimiser ce capital santé.

Nous sommes acteurs de notre santé, de notre morphotype et nous pouvons aujourd'hui grâce aux nombreuses informations scientifiques et physiologiques prendre en charge notre corps et parvenir à nos objectifs.

SE MUSCLER, C'EST GAGNER EN FORCE

Gagner en force musculaire, c'est employer une stratégie d'entraînement conçue pour renforcer les différentes parties du corps et augmenter sa masse globale. C'est aussi parallèlement adopter un rééquilibrage alimentaire destiné à nourrir vos muscles.

Un entraînement efficace

Faites de la musculation en moyenne 2 ou 3 fois par semaine.

Si votre objectif est d'augmenter votre masse musculaire ainsi que votre force, un entraînement quotidien est contre-productif, car vos muscles ont besoin de se réparer après chaque séance d'entraînement. Sans période de repos suffisante, vous ne serez pas en mesure d'atteindre la masse corporelle souhaitée.

Vos séances d'entraînement doivent rester brèves

Il n'est pas nécessaire de vous entraîner 4 heures de suite ! Vous risquez d'endommager vos muscles. Vos séances doivent durer de 30 minutes à 1 heure.

Travaillez des groupes musculaires différents à chaque séance

Pour gagner en force, il est préférable de diviser vos groupes musculaires. Plutôt que d'entraîner l'ensemble de votre corps à chaque séance, divisez vos groupes musculaires afin de reposer certaines parties du corps. Suivre un programme et le respecter est donc primordial.

Adoptez la bonne posture

Adopter une posture adéquate, c'est éviter le risque de blessure.

Si vous utilisez des haltères et que vous ne parvenez pas à les soulever ou bien que vous compensez avec une partie du corps, c'est que vous devriez probablement utiliser des poids plus légers.

Ne prenez pas un élan pour soulever vos haltères, mais faites des mouvements réguliers et contrôlés.

Replacez lentement vos poids dans leur position initiale au lieu de les laisser tomber.

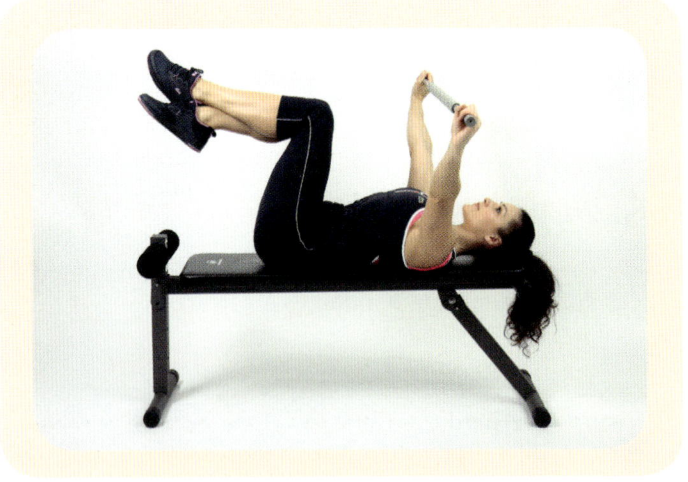

SE MUSCLER, C'EST BON POUR LUTTER CONTRE LES DIFFÉRENTES PATHOLOGIES

La musculation permet de se tonifier après un accident musculaire et de se rééduquer

Après un problème musculaire ou osseux, la musculation peut aider à retrouver sa tonicité et sa force musculaire. Avec un entraînement adapté et individualisé, vous récupérerez rapidement vos capacités.

La musculation permet de lutter contre l'ostéoporose

Avec l'âge la densité minérale osseuse diminue et vos os deviennent plus fragiles. Ainsi, les personnes plus musclées risquent moins de tomber et de se fracturer un os. La musculation reste l'activité de référence pour améliorer la solidité des os.

La musculation réduit les douleurs du dos

Le renforcement des muscles du dos permet la prévention et la diminution des maux de dos chroniques. Des muscles travaillés régulièrement maintiennent la colonne vertébrale. Les muscles des abdominaux ainsi que des lombaires jouent également un rôle important dans l'équilibre du bassin, qui est le support de la colonne vertébrale. Une musculature tonique et équilibrée protège du mal de dos, mais favorise aussi une bonne posture, permettant d'avoir le dos ni trop cambré ni trop voûté.

La musculation permet d'éliminer la graisse, d'éviter le surpoids et favorise le bon fonctionnement de votre cœur

En vous musclant, vous allez perdre en masse grasse et vous assécher. Ajoutée à des séances de cardio-training, la musculation, dans le cadre d'une alimentation bien conçue et d'un entraînement personnalisé, est un outil judicieux pour éliminer vos graisses et par conséquent vos triglycérides ou cholestérol si vous en avez.

La musculation contre la dépression

Un programme de musculation adapté est un véritable médicament pour lutter contre la dépression, et sans effets secondaires ! L'estime de soi augmente, l'humeur s'améliore, le niveau d'anxiété est réduit, la qualité du sommeil est meilleure et votre niveau hormonal (endorphines) augmente, vous laissant dans un état de bien-être.

Ce sentiment d'accomplissement et de réussite neutralise les effets de la dépression.

SE MUSCLER, C'EST EXCELLENT POUR PERDRE QUELQUES KILOS DE MASSE GRASSE

Faire des exercices de musculation est un moyen de se muscler, de se tonifier et surtout de perdre sa masse grasse !

Cependant quelques directives sont primordiales pour parvenir à cet objectif :

- Exercez-vous régulièrement : réalisez un entraînement tous les 2 jours (lundi, mercredi, vendredi) afin de laisser votre corps se reposer.
- L'objectif n'est pas de soulever lourd : le poids de votre corps est largement suffisant !
- Variez les exercices à chaque séance.
- Respectez des temps de récupération adéquats entre vos séries : pas plus d'1 minute.
- Privilégiez des séries assez longues : de l'ordre de 20 répétitions, afin de dessiner vos muscles.

2

LA MUSCU, COMMENT ÇA MARCHE ?

Je veux progresser, je veux développer ma force. Quel entraînement adopter ? Et comment ? Combien de séries et de répétitions effectuer ? Quelles sont les méthodes chez moi comme en salle de musculation ? Dois-je travailler avec ou sans haltères ?

LES DIFFÉRENTS RÉGIMES DE CONTRACTION

La contraction peut être :

- concentrique ;
- excentrique ;
- isométrique ;
- pliométrique.

Les contractions concentriques

La méthode concentrique fait peu de mal aux muscles et engendre peu de microtraumatismes. Elle vous permet donc d'arriver en forme si vous avez une échéance à préparer et peut être adoptée à n'importe quel moment dans votre plan d'entraînement.

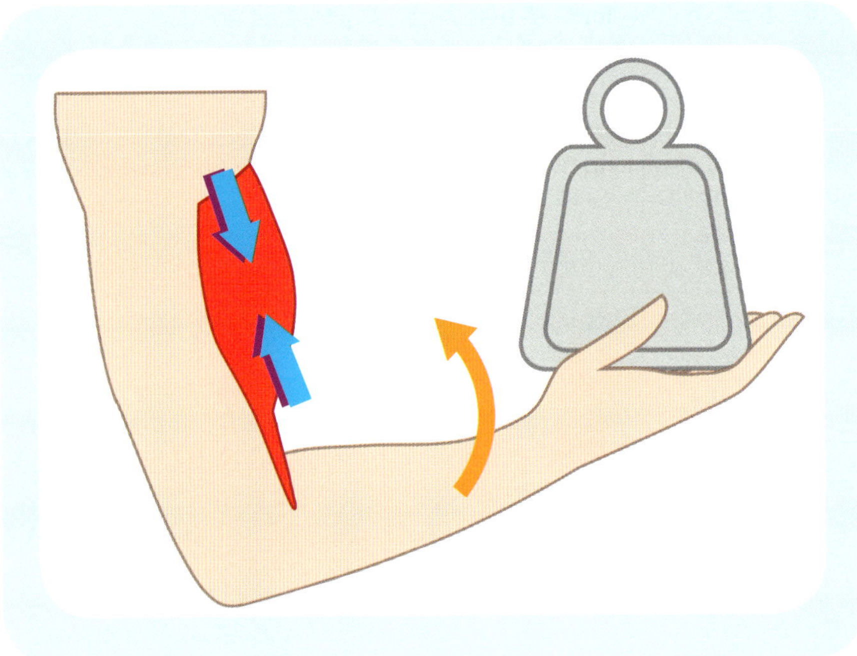

Les contractions excentriques

La contraction est dite excentrique quand le mouvement est freiné par les muscles opposés à ce mouvement : il y a donc éloignement des insertions musculaires.

Le régime excentrique est très efficace, c'est celui qui permet de développer le plus de force sur un test de force maximale (40 % de plus que le concentrique) ; cela veut dire que le sportif développe plus de force en freinant qu'en poussant la charge.

Cependant, l'excentrique est très traumatisant, car il détruit les fibres (rapides). Les courbatures durent dans le temps et le sportif se remet à 100 % entre 6 et 12 semaines. Si vous avez une échéance à préparer, veillez à laisser au moins 2 mois entre une séance de cette sorte et votre événement. (En musculation, l'excentrique est souvent réalisé avec des charges de 120 % par rapport à sa barre maximale.)

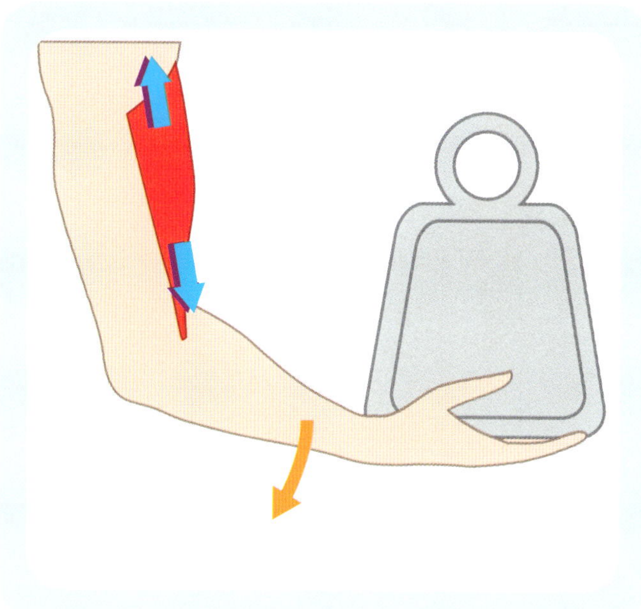

Les contractions isométriques

La contraction isométrique correspond au moment où il y a absence de mouvement entre la partie concentrique et excentrique juste avant que la charge ne change de direction ; c'est lors de cette période d'immobilité qu'il y a contraction musculaire maximum déployée par l'athlète.

Les temps de maintien en isométrie doivent être progressifs dans un plan d'entraînement (15 secondes, puis 30 pour arriver à 1 minute).

Lors de l'effort isométrique, un muscle qui tremble révèle une bonne synchronisation intramusculaire.

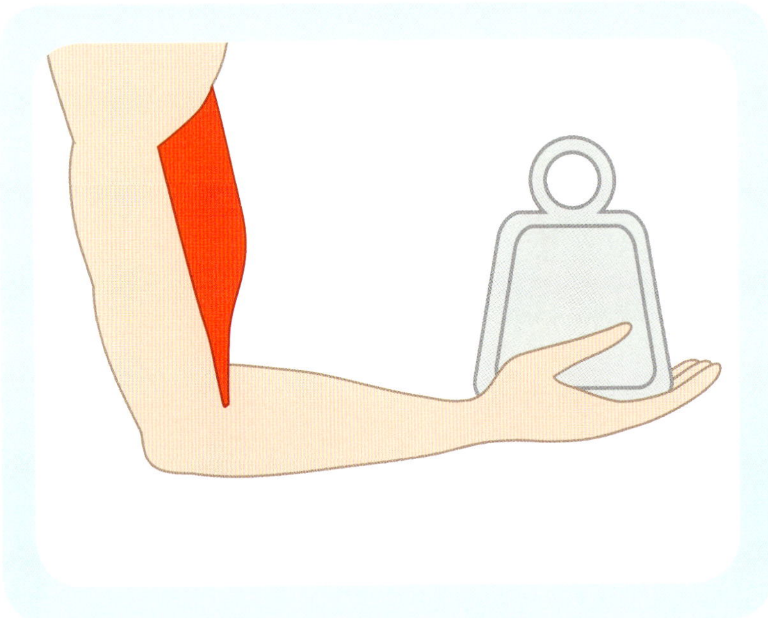

Les contractions pliométriques

Le muscle est d'abord sollicité par une phase excentrique, puis une phase concentrique : on parle d'un cycle « étirement-raccourcissement », le muscle étant comparé à un ressort.

Pour bénéficier des qualités élastiques et pliométriques du muscle, le sportif doit enchaîner ces 2 phases sans temps d'arrêt, sinon il perd le bénéfice de l'énergie emmagasinée.

Les paramètres d'exécution de la pliométrie

Quel déplacement ?

- Sur place (saut à l'aide d'un banc)
- Petit déplacement (sauts à l'aide de cerceaux)
- Grand déplacement (foulées bondissantes)

Quelle hauteur de sauts ?

- Bondissements horizontaux (cerceaux)
- Bondissements verticaux (haies)

Précautions à prendre pour la pliométrie :

- Un bon sol
- De bonnes chaussures
- Augmenter les hauteurs de sauts de façon progressive
- Vigilance lors des réceptions de sauts pour éviter les entorses

La pratique de la pliométrie est fortement déconseillée lors des périodes de croissance (prépuberté) ou à la suite de séquelles de tendinites ou ostéo-articulaires.

LES PRINCIPES D'ENTRAÎNEMENT EN MUSCULATION

L'individualisation

Un sujet débutant ne soulève pas les mêmes charges qu'un sujet confirmé.

La progressivité

Un programme de musculation doit être progressif, aussi bien au niveau des charges, du nombre de séries, de répétitions que du temps de récupération entre chaque série.

L'alternance

Pour gagner en force, en masse musculaire ou en explosivité, les séances doivent être régulières !

LE DÉVELOPPEMENT DES QUALITÉS MUSCULAIRES

La charge

Elle est exprimée en pourcentage de charge maximale, c'est-à-dire de la charge réalisée en une seule répétition.

Ce pourcentage de charge utilisé ne permet pas à lui seul de définir le type de travail réalisé. En effet, le nombre de répétitions, de séries, le temps de récupération entre chaque série et la vitesse de déplacement de la charge influent fortement sur les processus énergétiques.

Le nombre de répétitions

Il s'agit du nombre de fois où le sujet répète une séquence d'un même geste, définissant ainsi une série.

Le nombre de séries

Elles dépendent de l'objectif. Plus les charges seront lourdes, moins il y aura de séries.

Le temps de récupération

Ce temps correspond au temps d'arrêt entre 2 séries : il sera différent si vous souhaitez développer vos qualités de force maximale, ou bien de masse, de volume, ou de sèche.

LES MÉTHODES DE DÉVELOPPEMENT DE LA FORCE

Nous pouvons travailler avec des charges maximales qui nous feront produire des efforts maximaux.

Nous pouvons travailler avec des charges non maximales ; il faudra alors produire soit des efforts répétés jusqu'à la fatigue, soit des efforts dynamiques réalisés à vitesse maximale.

La séance pyramidale

C'est une méthode mixte, qui combine des efforts maximaux et non maximaux.

Pyramide avec charge ascendante

Exemple : 10 répétitions à 65 % (de sa barre maximale), 5 répétitions à 70 %, 3 répétitions à 80 %, 2 répétitions à 90 % et 1 répétition à 95 %.

Vous pouvez en vous entraînant chez vous commencer avec des haltères assez légers, puis augmenter leur poids au fur et à mesure des séries.

Pyramide avec charge descendante

Exemple : 1 répétition à 95 %, 2 répétitions à 90 %, 3 répétitions à 80 %, 5 répétitions à 70 %, 10 répétions à 65 %.

Vous pouvez en vous entraînant chez vous commencer avec des haltères assez lourds, puis diminuer leur poids au fur et à mesure des séries.

La séance bulgare

C'est une méthode par contraste dans laquelle le sportif alterne charges lourdes et charges légères.

Exemple 1 : 6 répétitions à 80 %, puis 2 répétitions à 40 % à vitesse maximale.

Exemple 2 : 1 répétition à 80 %, puis 2 répétitions à 40 % à vitesse maximale.

Ce dernier exemple est nommé « méthode bulgare » dans la série. L'objectif de cette méthode est de transférer la force acquise lors des exercices à charges lourdes sur les exercices à charges légères.

Cette méthode permet d'acquérir un gain important en explosivité ; l'inconvénient est qu'il faut une grande quantité de travail, au moins 6 séries.

La séance en stato-dynamique

C'est l'association entre l'isométrie et le travail concentrique dynamique.

Concrètement, le sportif s'arrête 2 secondes sur un mouvement dynamique, puis réalise la fin du mouvement.

Exemple : pendant la phase de remontée lors d'un squat, le sportif bloque 2 secondes, puis termine sa poussée.

L'avantage de cette méthode : elle développe les qualités nerveuses et n'utilise pas de charges lourdes.

La séance post-fatigue et pré-fatigue

Ces deux méthodes sont issues du culturisme ; leur objectif est de créer une contrainte musculaire, avant ou après un geste spécifique (de compétition ou non).

Exemple de post-fatigue : 100 mètres de natation à intensité maximale, puis séries de développé couché et de tractions.

Exemple de pré-fatigue : séries de squat, puis 50 mètres de sprint à 100 %.

L'avantage de cette méthode : elle se réalise principalement à base d'exercices isométriques et elle permet de réduire le volume de travail total pour obtenir le même résultat.

L'inconvénient : malgré une mise en place très simple, cette méthode peut exiger du matériel de musculation spécifique.

La séance de bondissements et de sauts

Cette méthode est plus communément appelée pliométrie.

Le muscle se comporte comme un ressort : on assiste à une mise sous tension du ressort puis à un renvoi de celui-ci, qui se caractérise par la réduction de l'énergie élastique.

Exemple : saut en contrebas, puis saut au-dessus d'un petit banc.

Cette méthode permet de développer l'explosivité et laisse peu de signes de fatigue. Elle est toutefois déconseillée aux personnes souffrant des tendons ou du dos.

La séance de gainage

C'est une forme de renforcement musculaire efficace, au service de l'équilibre postural et de la prévention.

Le gainage permet de développer des chaînes musculaires antérieures et postérieures et de rigidifier le corps. Il participe à la tonification des muscles vertébraux et abdominaux.

Les temps de maintien en position seront progressifs en fonction du niveau du sportif.

Exemple : 20 secondes pour un débutant jusqu'à plus d'1 minute pour un sportif confirmé.

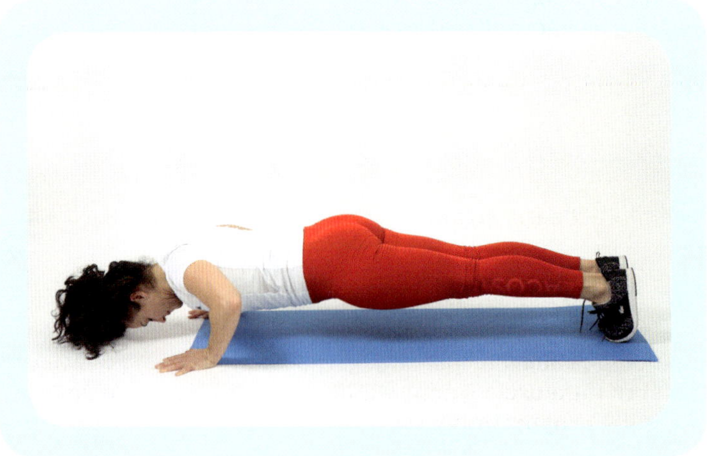

En résumé : Pour améliorer votre force et particulièrement votre force maximale, vous devez travailler sur des charges supérieures à 80 % de votre charge maximale ; 3 à 4 séries d'1 à 3 répétitions sont suffisantes, et les temps de récupération entre chaque série doivent être de l'ordre de 4 à 7 minutes.

Le fait de travailler sur des charges lourdes vous permettra de recruter le bon type de fibre nécessaire à l'augmentation de votre force maximale ; mais si vous êtes débutant, n'oubliez pas de passer avant tout par la technique, puis de travailler dans la progressivité.

VOLUME MUSCULAIRE, PRISE DE MASSE ET SÈCHE

On parle de volume et de masse ou bien d'hypertrophie, mais à quoi cela correspond-il ?

L'hypertrophie musculaire existe sous deux formes :

- l'hypertrophie musculaire sarcoplasmique que l'on nomme le volume,
- l'hypertrophie musculaire myofibrillaire nommée la masse.

Les deux formes d'hypertrophie musculaire feront augmenter le volume de vos muscles, mais n'auront pas les mêmes effets. L'une visera plus le développement de vos réserves énergétiques et l'autre le développement de vos fibres musculaires.

Le volume musculaire, c'est quoi ?

Le volume musculaire est aussi nommé hypertrophie sarcoplasmique.

L'hypertrophie sarcoplasmique est souvent recherchée par les adeptes de la musculation qui veulent avoir un corps volumineux.

Cette hypertrophie se manifeste par une augmentation du liquide intramusculaire, le sarcoplasme. La fibre du muscle se remplit de glycogène (type de glucide), ce qui la fait gonfler. Dans le cas d'une hypertrophie sarcoplasmique, la personne augmente son volume musculaire, mais pas nécessairement sa force. De longues séries entrecoupées de courts repos, ainsi qu'un régime alimentaire riche en glucides, sont nécessaires pour favoriser une hypertrophie sarcoplasmique.

Pour travailler le volume, il vous suffit de réaliser 8 à 12 séries de 12-15 répétitions (intensité de travail de l'ordre de 50-70 % de sa charge maximale) sur un même groupe musculaire avec des temps de repos entre les séries d'environ 1 minute 30.

La masse, c'est quoi ?

Vos muscles sont composés de fibres musculaires, composées elles-mêmes de myofibrilles. Les myofibrilles sont les parties contractiles de vos muscles.

L'hypertrophie myofibrillaire correspond à l'augmentation du nombre de myofibrilles, au sein des fibres musculaires. Plus vos fibres musculaires possèdent de myofibrilles et plus vos muscles sont volumineux et forts. L'hypertrophie myofibrillaire est due à un stimulus de surcharge.

Lorsque vous soulevez plus de poids que vos muscles ne sont capables d'en supporter, vous créez des microtraumatismes au niveau de vos fibres musculaires. Votre corps enregistre cela comme une blessure et, pour éviter de subir une seconde fois ce traumatisme, il va compenser pendant le processus de réparation de vos muscles, en augmentant le nombre et la densité des myofibrilles. C'est pourquoi, en respectant les règles de la surcharge progressive et de la récupération, vous aurez des muscles plus volumineux et plus forts au fur et à mesure des séances.

Pour développer la taille de vos fibres musculaires et donc votre force, vous devez vous entraîner dans une gamme de 3 à 8 répétitions, avec des périodes de 2 à 3-4 minutes de repos et avec une intensité de travail de l'ordre de 70-80 % de votre charge maximale.

Et sécher, ça veut dire quoi ?

Les personnes confondent souvent sèche et régime classique. Le régime pour perdre du poids est fréquemment lié à ce que le corps consomme : en effet, la plupart du temps les gens mangent moins par rapport à ce que leur corps consomme. Mais pour qu'ils perdent uniquement de la graisse, c'est une autre paire de manches ! Car souvent les régimes sont basés sur des principes généraux et suivent une mode, ou bien encore le sucre et les graisses sont totalement supprimés. Donc le risque est de perdre du poids, mais pas le bon, et de stagner.

La sèche, quant à elle, a pour but de faire perdre du gras sans perdre de muscle (voire en gagner pour les plus ambitieux) ; ce terme est très souvent utilisé par les bodybuilders, qui lui donnent un sens bien différent.

L'objectif est donc de conserver son volume (ou au moins son apparence de volume musculaire) tout en perdant ce qui est disgracieux : le gras et, pour les compétiteurs, **l'eau sous-cutanée**. C'est ce double but qui rend les choses plus compliquées : pour perdre du poids, il suffit de manger moins de calories ; alors que pour perdre du gras tout en conservant sa masse musculaire, il ne faut pas forcément suivre une alimentation hypocalorique, mais de privilégier des aliments bien choisis. Il ne suffit pas de manger moins, sinon la masse maigre risque elle aussi de s'envoler, chose que vous devez éviter.

Mais avant de faire une sèche, retenez bien que si votre masse musculaire est insuffisante, elle ne vous servira à rien : vous ne serez pas plus massif ou plus musclé mais tout simplement plus maigre ! Et si vous ne souhaitez pas modifier votre alimentation, n'espérez pas non plus perdre du gras.

Souvent le travail de sèche passe par un travail de volume, masse et force.

Tableau récapitulatif des intensités de travail musculaire : force, masse, volume, sèche

LES GRANDES RÈGLES DE L'ENTRAÎNEMENT EN MUSCULATION

VOLUME	Intensité de travail	Séries	Répétitions	Temps de récupération entre les séries
	50-70 %	8-12	8-12	1 min 30

10-12 séries pour un groupe musculaire
Exemples : développé couché, 4 x 12 ; développé incliné, 3 x 12 ; butterfly, 3 x 12

MASSE	Intensité de travail	Séries	Répétitions	Temps de récupération entre les séries
	70-80 %	6-8	5-8	2 min 30 - 3 min

FORCE	Répétitions	Séries	Répétitions	Temps de récupération entre les séries
	> 80 %	4-6	1-5	4 à 7 min

Moins de 30 répétitions pour un groupe musculaire

SÈCHE	Intensité de travail	Séries	Répétitions	Temps de récupération entre les séries
	30-40 %	3-4	15-20	45 s - 1 min

Exemple : de 2 à 3 exercices par groupe musculaire comprenant 3 à 4 séries de 15-20 répétitions (150 à 200 répétitions pour un groupe musculaire)

3

JE COMMENCE LA MUSCULATION

Quels exercices ? Quelles postures ? Les exercices proposés dans ce livre sont conçus pour que vous compreniez comment travailler chaque groupe musculaire.

Ils sont à inclure dans un programme d'entraînement adapté et vous permettent de garder vos repères sur le mouvement exécuté.

Pour commencer la musculation, vous pouvez vous inscrire dans une salle de musculation ou vous entraîner à la maison. Gymnase et maison comportent des avantages et des inconvénients mais permettent tous deux de vous construire un corps musclé.

À la maison, vous pouvez investir dans un minimum de matériel. Un tapis de sol, un bâton et une paire d'haltères feront l'affaire.

Au tout début, vous devrez apprendre à bien exécuter les exercices. Cette phase vous permettra de découvrir la musculation et de vous remettre en forme si vous n'êtes pas du tout sportif. C'est une sorte de mise en condition, d'apprentissage avant d'attaquer un vrai programme comme en décrit la suite de cet ouvrage.

Pensez également, avant de commencer la musculation, à faire une visite médicale pour vérifier que vous êtes apte à pratiquer ce sport, on ne sait jamais. Généralement elle est demandée en salle, mais si vous vous entraînez à la maison, personne ne vous demandera de justificatif, alors faites-le pour vous.

Les exercices de ce chapitre sont classés selon la partie du corps que vous souhaitez travailler : pectoraux, cuisses et fesses, épaules…

Les différents muscles du corps

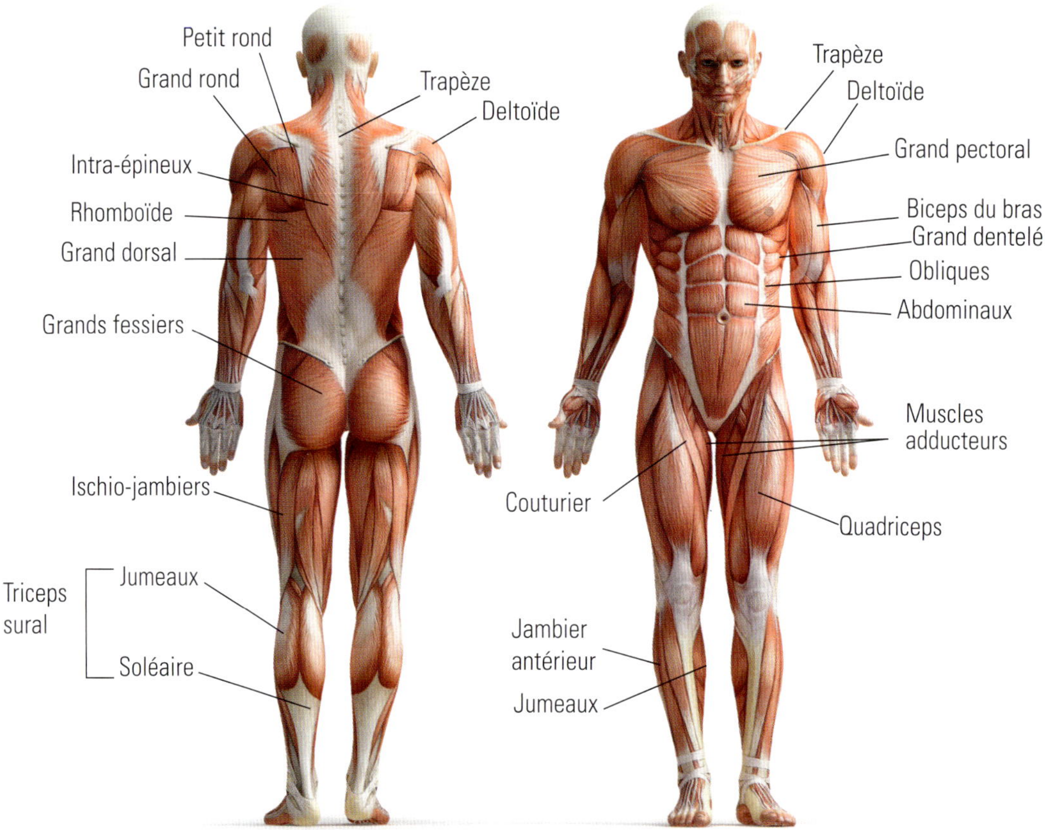

JE VEUX TRAVAILLER MES PECTORAUX

★ *Le développé couché*

Position : Allongé sur un banc, les fessiers en contact avec le banc, les pieds au sol.

1. Saisissez le bâton en prenant un écartement supérieur à la largeur de vos épaules.
2. *Inspirez* et descendez le bâton (en guise de barre) jusqu'à la poitrine.
3. Remontez le bâton en *expirant* en fin d'effort.

POINTS D'ATTENTION : Cet exercice sollicite le haut du corps : le grand pectoral, le petit pectoral ainsi que les triceps, et les deltoïdes antérieurs.

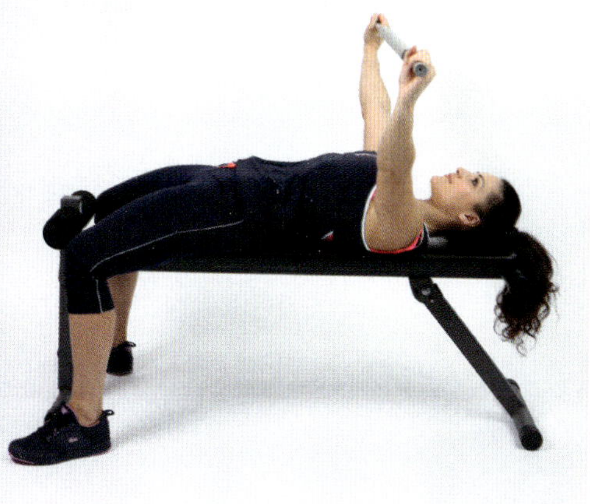

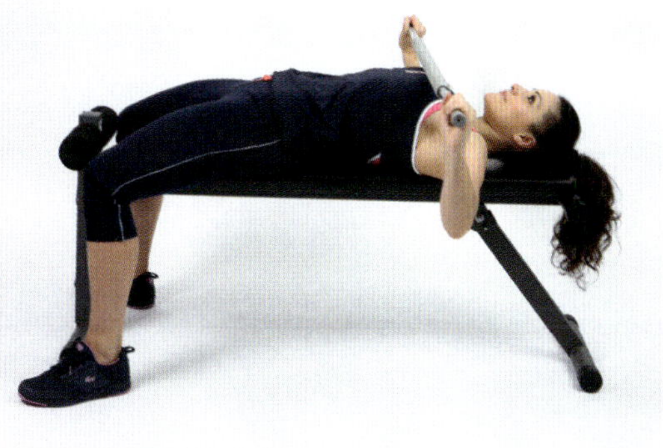

Variantes :

En variant l'écartement des mains, on sollicitera :

- Mains rapprochées : la partie centrale des pectoraux (et les triceps) ;
- Mains plus écartées : la partie externe des pectoraux.

Pour les personnes souffrant du dos (relever les jambes est préférable) ou cherchant une meilleure isolation des pectoraux : ce mouvement peut s'effectuer genoux fléchis, cuisses ramenées sur la poitrine.

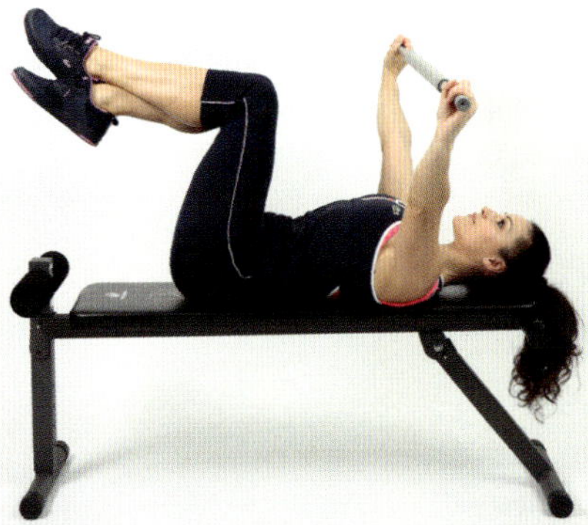

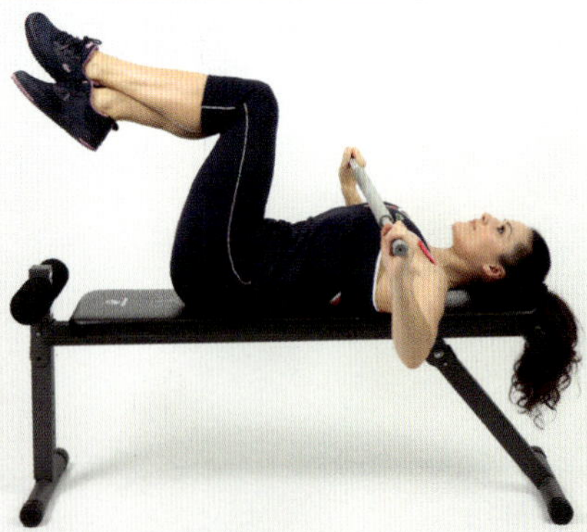

★ Développé couché, mains largeur d'épaules

Position : Allongé sur un banc, les fessiers en contact avec le banc, les pieds au sol, tenez le bâton à largeur d'épaules.

1. *Inspirez* et descendez le bâton sur la poitrine, les coudes écartés, en contrôlant le mouvement.
2. Amenez le bâton sur la poitrine et *expirez* en fin d'effort sur la phase de remontée.

Points d'attention : Cet exercice est très intéressant pour développer les pectoraux au niveau du sillon sternal (partie interne des pectoraux) ainsi que les triceps (il peut être inclus dans un programme spécifique pour les bras).

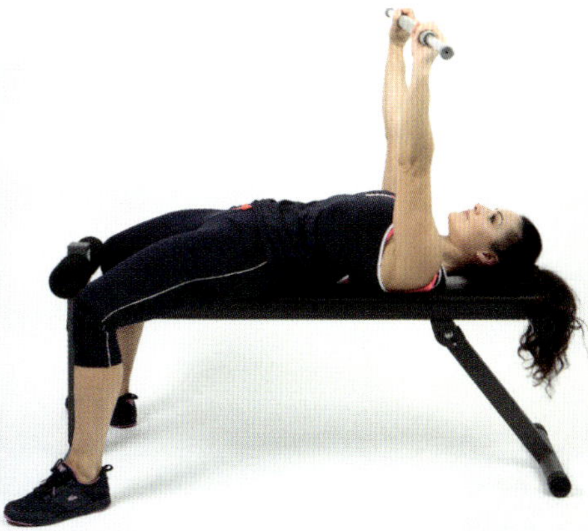

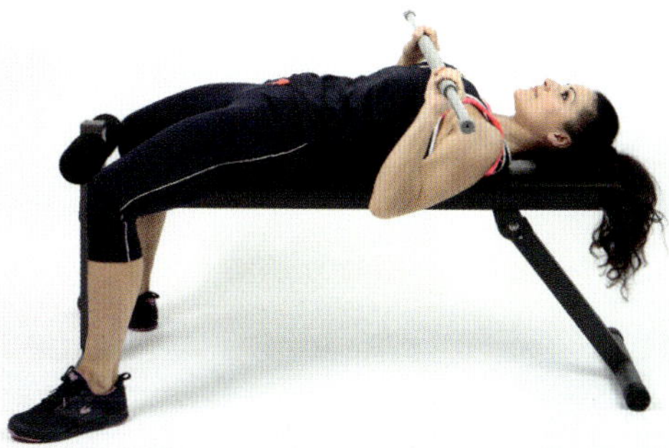

★ Pompes

Position : En appui face au sol, les bras tendus, mains écartées largeur d'épaules (voire un peu plus), pieds serrés ou légèrement écartés.

1. *Inspirez* et fléchissez les bras pour amener la cage thoracique près du sol en évitant de creuser le dos.
2. *Expirez* sur la phase de remontée jusqu'à extension complète des bras.

Points d'attention : Ce mouvement est intéressant pour travailler le grand pectoral et les triceps. L'avantage, c'est qu'il peut être effectué partout !

Les pompes peuvent également s'effectuer 1/ en prise serrée, les mains sont alors rapprochées. Dans ce cas, l'exercice favorise le travail des triceps, 2/ en prise large, les mains sont alors plus écartées. Dans ce cas, l'exercice privilégie le travail des pectoraux.

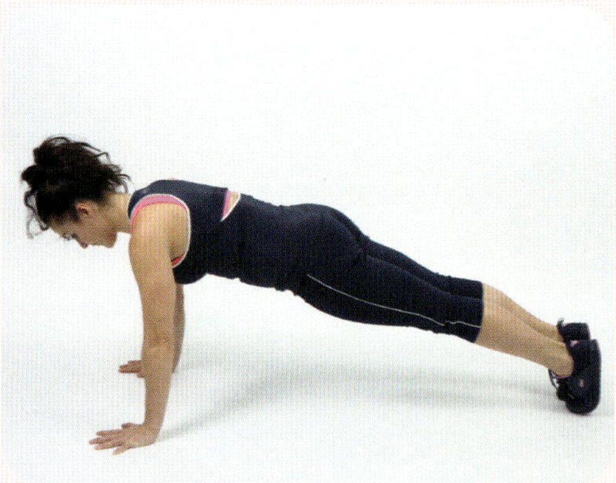

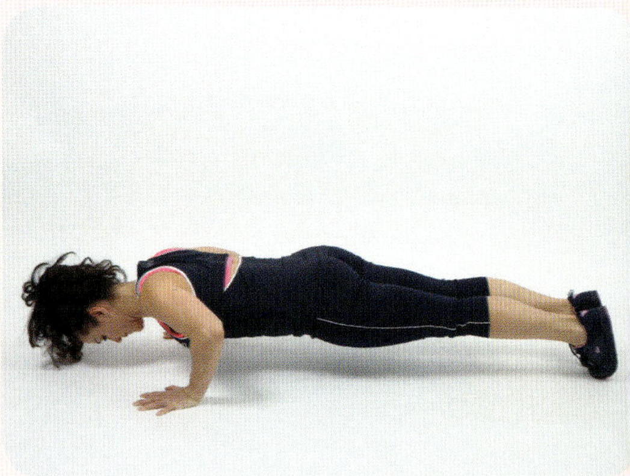

Variantes :

En variant l'inclinaison du buste grâce à un coussin, le travail sera localisé :

- Sur la partie inférieure du grand pectoral : buste surélevé ;
- Sur le faisceau claviculaire du grand pectoral : pieds surélevés.

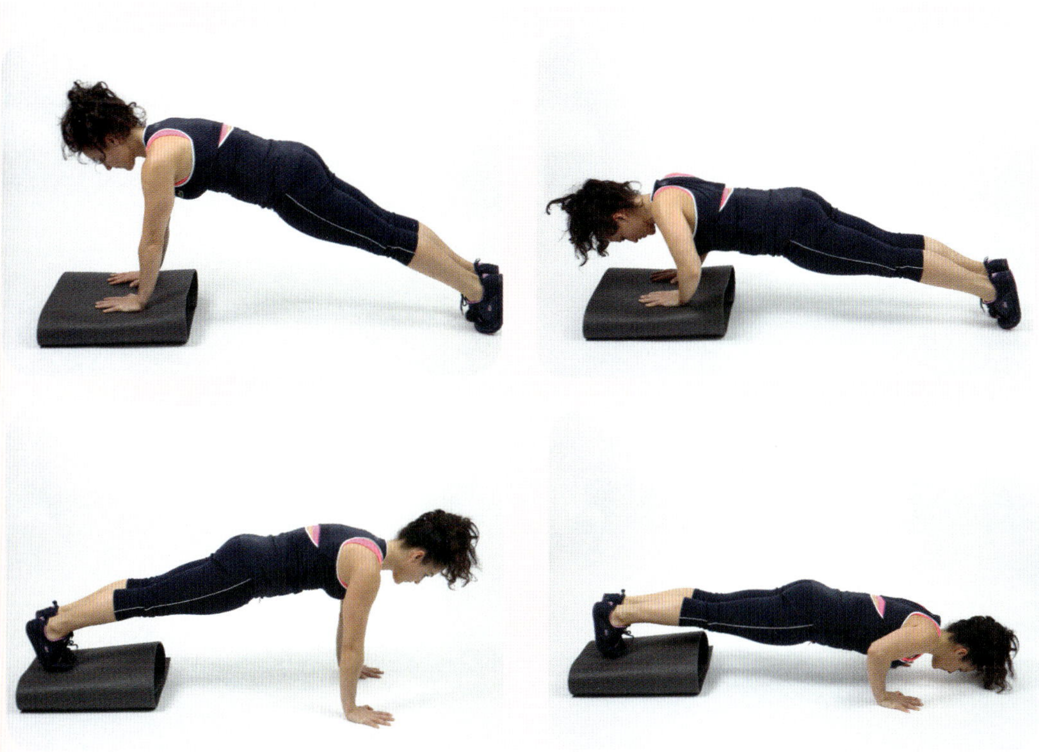

★ Écarté couché avec haltères

Position : Allongé sur un banc, une paire d'haltères en mains, les bras tendus ou les coudes légèrement fléchis à la verticale pour soulager votre articulation.

1. *Inspirez*, puis écartez les bras jusqu'à l'horizontale.
2. Relevez les bras jusqu'à la verticale en *expirant*.

POINTS D'ATTENTION : Cet exercice ne s'effectue jamais avec une charge lourde. Il permet de localiser l'effort sur les grands pectoraux essentiellement. Favorisant l'expansion thoracique, il augmente la capacité pulmonaire.

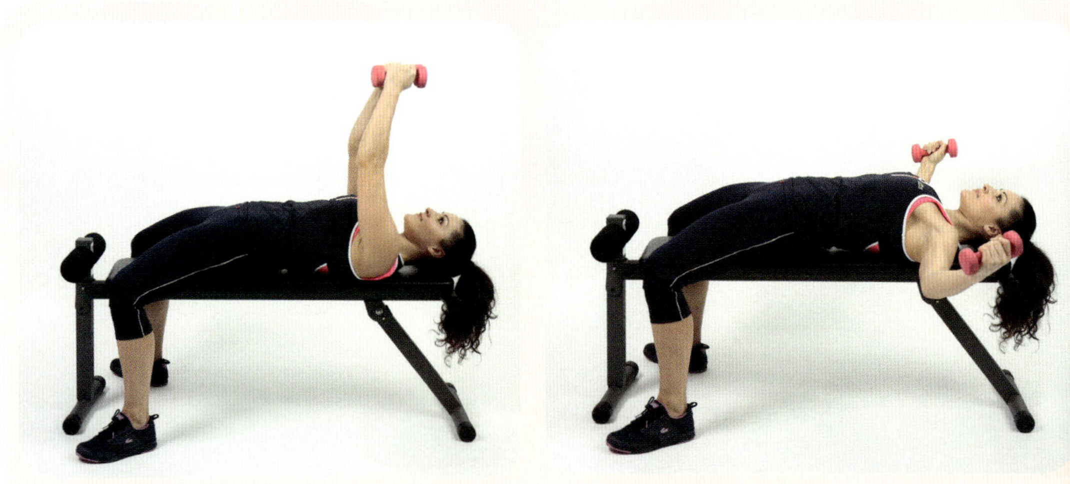

★ Pull-over avec haltère

Position : Allongé sur un banc, pieds au sol (ou jambes fléchies sur la poitrine), un haltère pris à 2 mains, le disque de l'haltère reposant sur les paumes, pouce et index enserrant la poignée.

1. *Inspirez* et descendez l'haltère derrière la tête en fléchissant légèrement les coudes.
2. *Expirez* en revenant en position initiale.

Points d'attention : Cet exercice travaille le haut du corps : le grand pectoral en épaisseur, la longue portion du triceps, le grand rond et le grand dorsal ainsi que le rhomboïde, les grands dentelés et le petit pectoral.

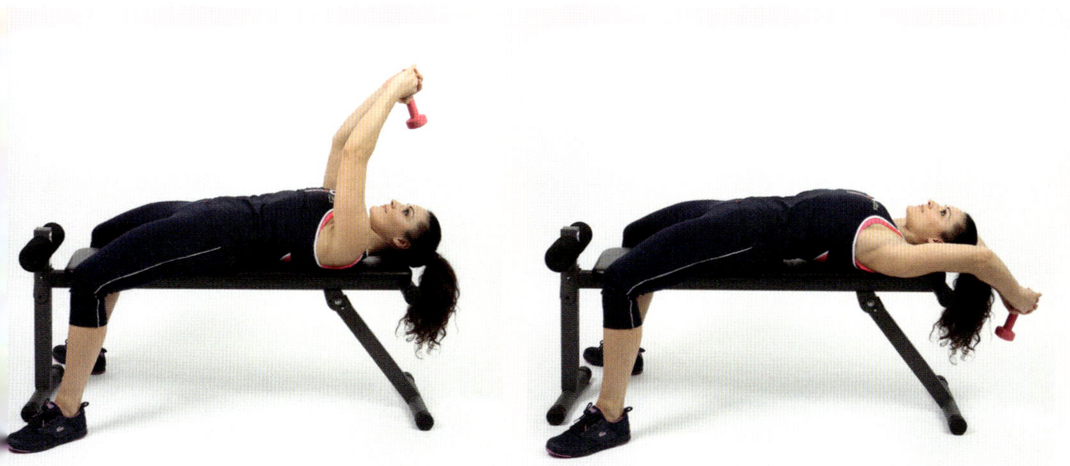

JE VEUX TRAVAILLER MES CUISSES ET MES FESSIERS

★ Le squat

Le squat (ou flexion de jambe) est l'exercice de base en musculation. Tout en étant le mouvement roi pour vos fessiers et vos cuisses, il permet d'acquérir une bonne capacité respiratoire et sollicite une grande partie du système musculaire.

Position : Bâton posé sur les trapèzes, un peu plus haut que les deltoïdes postérieurs, écartement variable des mains en fonction des morphologies, coudes légèrement tirés vers l'arrière.

1. Pieds parallèles, largeur épaules (pointes de pied légèrement tournées vers l'extérieur).
2. *Inspirez*, accroupissez-vous en inclinant légèrement le dos vers l'avant, sans oublier de contrôler la descente et sans jamais arrondir la colonne vertébrale pour éviter tout traumatisme.
3. Quand les fémurs arrivent à l'horizontale, effectuez une extension des jambes en redressant le buste pour retrouver votre position initiale. *Expirez* en fin de mouvement.

Points d'attention : Cet exercice sollicite principalement le bas du corps : les quadriceps, les fessiers, la masse des adducteurs, les muscles érecteurs du rachis ainsi que vos abdominaux et ischio-jambiers.

Variantes :

En variant la position de votre bâton (en guise de barre) sur le dos, c'est-à-dire en plaçant votre bâton ou votre barre sur les deltoïdes postérieurs, vous augmentez la puissance de levage sur le dos, ce qui permet de prendre des charges plus lourdes. Cette technique est principalement utilisée par les compétiteurs en force athlétique.

Pour les personnes manquant de souplesse au niveau des chevilles, une petite cale peut être placée sous les talons afin d'éviter une trop grande inclinaison du buste ; ce qui permettra de porter l'effort principalement sur les quadriceps.

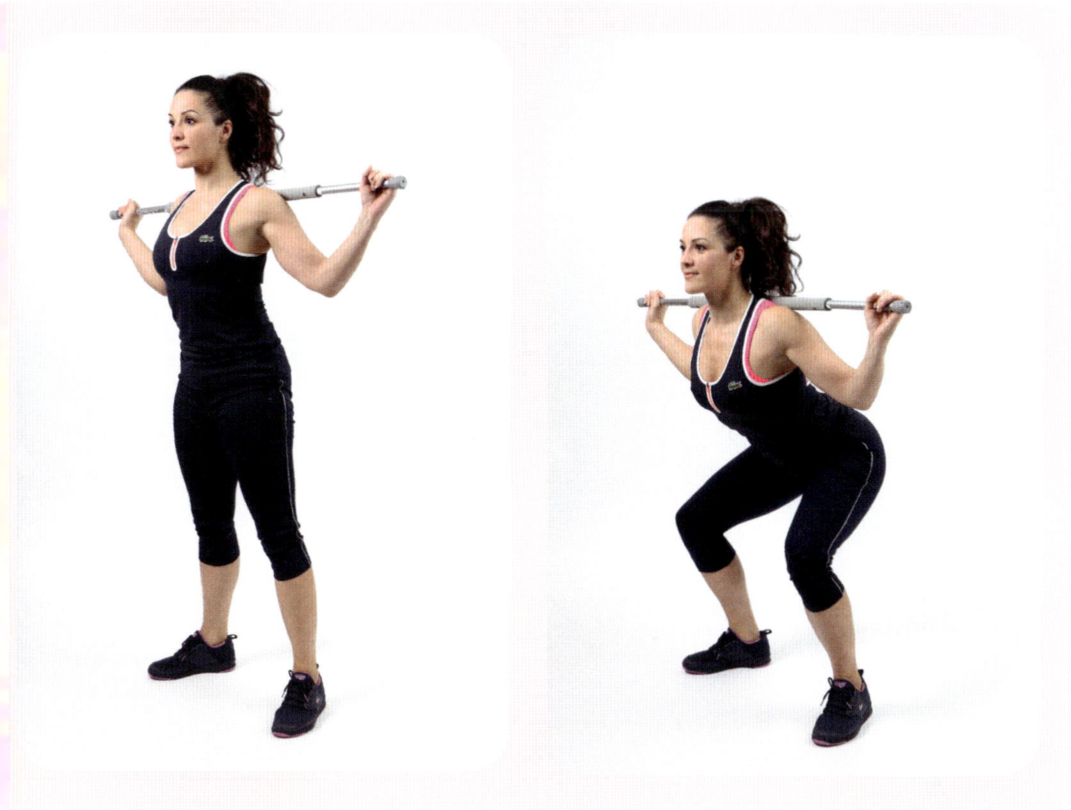

★ *Squat jambes écartées*

Il s'agit du même exercice que le précédent, mais les jambes sont plus écartées et les pointes de pied tournées plus vers l'extérieur, ce qui permet de travailler l'intérieur des cuisses beaucoup plus intensément et par conséquent toute la masse des adducteurs.

POINTS D'ATTENTION : Cet exercice sollicite donc principalement le bas du corps :

- l'ensemble des adducteurs (petit, moyen et grand adducteur, pectiné et droit interne) ;
- les quadriceps, les fessiers, les ischio-jambiers, les abdominaux et l'ensemble des muscles sacro-lombaires.

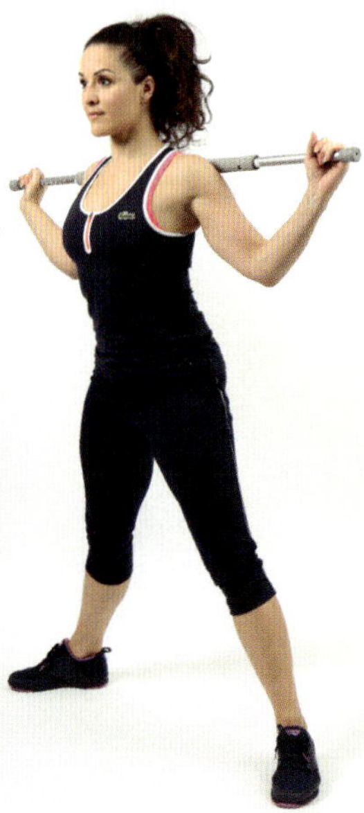

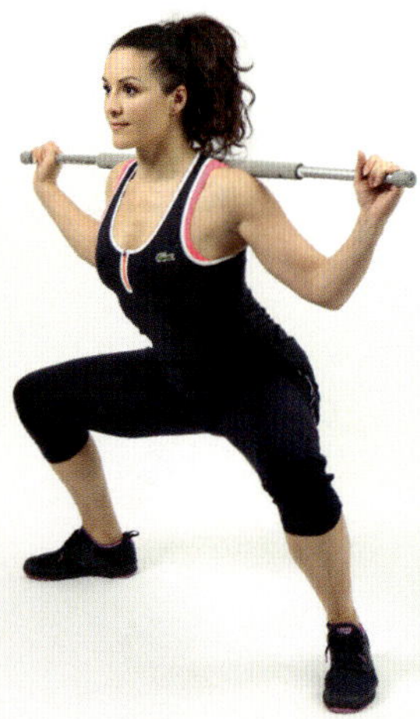

★ *Squat devant*

Position : Le bâton, ou la barre, est posé sur les deltoïdes antérieurs, les bras en position horizontale, coudes fléchis.

1. *Inspirez* et effectuez une flexion des cuisses, puis revenez en position initiale.
2. *Expirez* en fin de mouvement.

POINTS D'ATTENTION : Cet exercice sollicite une grande partie de l'effort les quadriceps et a l'avantage avec la barre ou le bâton placé devant de maintenir le dos droit. Il se travaille toujours avec une charge moins lourde que le squat classique. C'est un mouvement complet sollicitant également les fessiers, les ischio-jambiers, les lombaires et les abdominaux.

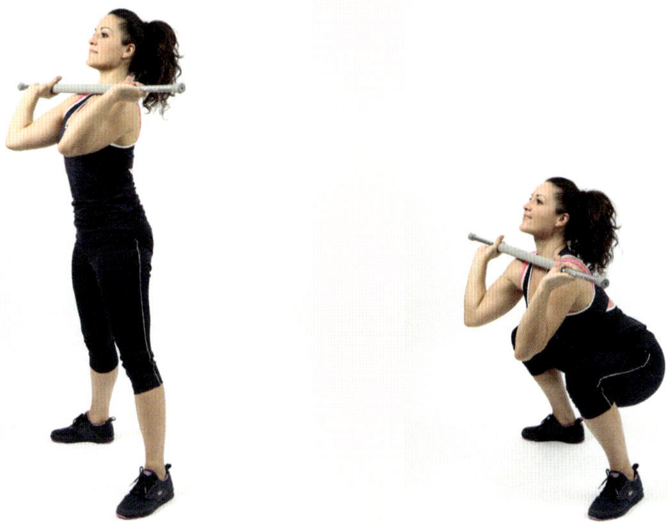

★ Flexion du buste en avant ou « good morning »

Position : Debout, pieds légèrement écartés, barre ou bâton posé sur les trapèzes ou légèrement plus bas que les deltoïdes postérieurs.

1. *Inspirez* et fléchissez le buste en avant jusqu'à l'horizontale en gardant le dos bien droit.
2. Revenez à la position de départ et *expirez*.
3. Pour faciliter l'exécution de ce mouvement, il est possible de fléchir les genoux.

Points d'attention : Cet exercice sollicite les ischio-jambiers (les muscles se trouvant derrière les cuisses) mais aussi le grand fessier et les spinaux. Il ne se travaille pas avec des charges lourdes. Exécuté régulièrement, il permet de prévenir des blessures pouvant subvenir lors de l'exécution des flexions de jambes (squat).

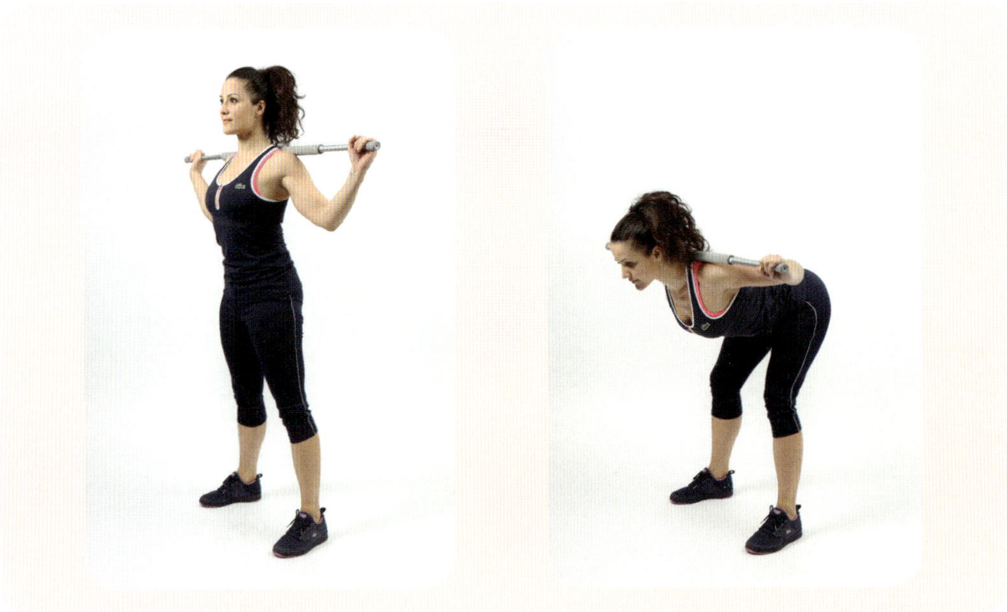

★ *Les adducteurs*

Position : Debout sur une jambe, l'autre en appui au sol, la main opposée en appui sur un support.

- Ramenez la jambe en croisant par-devant celle qui est en appui.

Points d'attention : Cet exercice travaille l'ensemble des adducteurs (les muscles se trouvant à l'intérieur des cuisses : petit, moyen et grand adducteur, pectiné et droit interne). Intéressant pour définir l'intérieur des cuisses, il nécessite de longues répétitions.

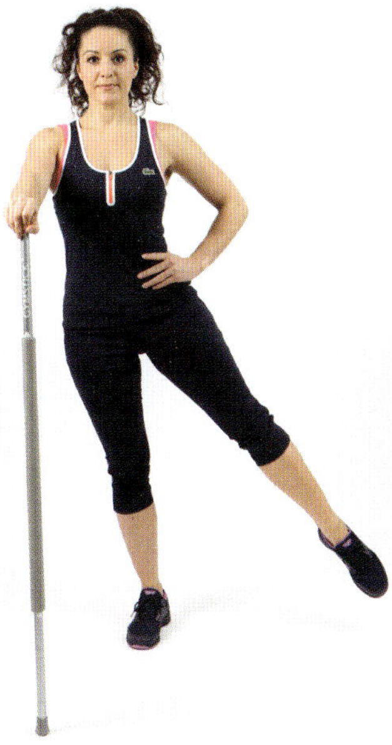

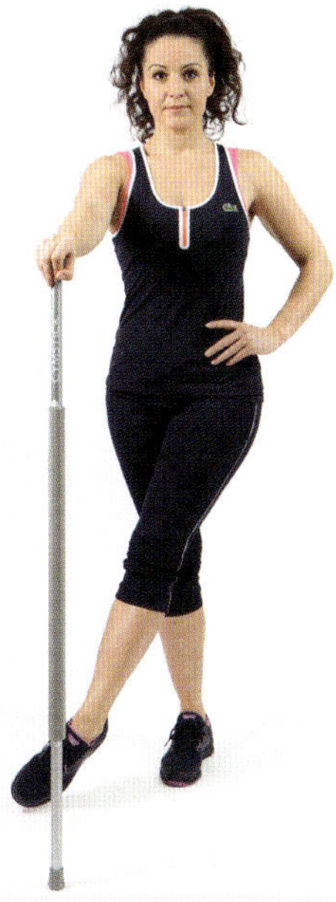

★ Mollets : extension des pieds

Position : Debout, le dos bien droit, une barre (ou bâton) posée sur les trapèzes, l'avant des pieds engagé sur une petite marche, les chevilles en flexion passive.

- Effectuez une extension des pieds en maintenant régulièrement l'articulation des genoux en extension.

Points d'attention : Cet exercice sollicite le triceps sural (composé du soléaire et des jumeaux interne et externe). Il doit être effectué avec une flexion complète pour bien étirer le muscle.

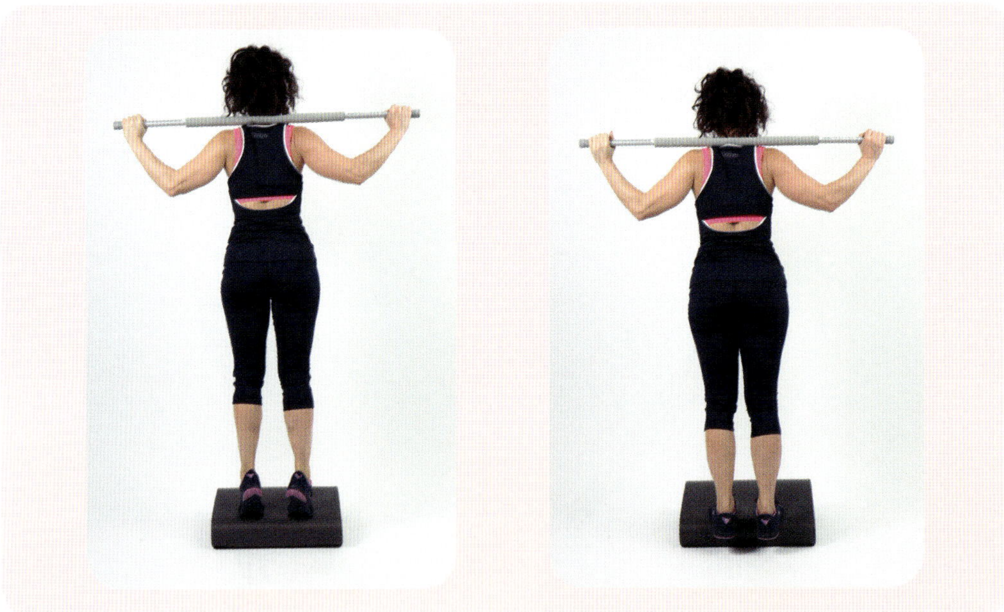

Variantes : En théorie, il est possible de localiser le travail sur les jumeaux internes (pointes de pied vers l'extérieur) ou sur les jumeaux externes (pointes de pied vers l'intérieur).

★ Les fessiers : fente avant

Position : Debout, jambes légèrement écartées, la barre ou le bâton derrière la nuque, posé sur les trapèzes.

1. *Inspirez* et effectuez un grand pas en avant en gardant le tronc bien droit.
2. Lors de la fente, la cuisse déplacée vers l'avant doit se stabiliser à l'horizontale.
3. *Expirez* sur le retour en position initiale.

Points d'attention : Cet exercice travaille les grands fessiers.

Recommandations : Conservez l'alignement des pieds à la largeur des épaules au moment de la fente. Plus l'écart entre les jambes est important, plus on sollicite les fessiers. Plus l'écart est réduit, plus le travail porte sur les cuisses. Le poids du corps se retrouve sur la jambe portée en avant, ce qui demande au pratiquant un bon sens de l'équilibre ; il est donc conseillé de débuter avec des charges très légères.

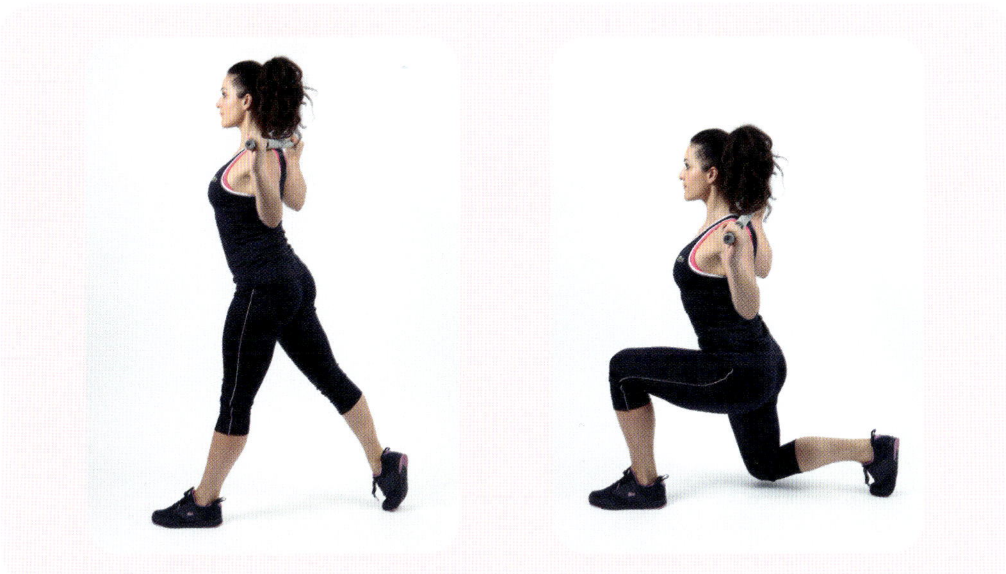

★ Extension de la hanche

Position : Debout, les mains en appui sur un support, le bassin incliné en avant, une jambe en appui.

- Effectuez une extension de la hanche.

Points d'attention : Cet exercice travaille les grands fessiers, et dans une moindre mesure les ischio-jambiers. Il permet d'acquérir un bon galbe en raffermissant, lorsque le travail est régulier, la région fessière.

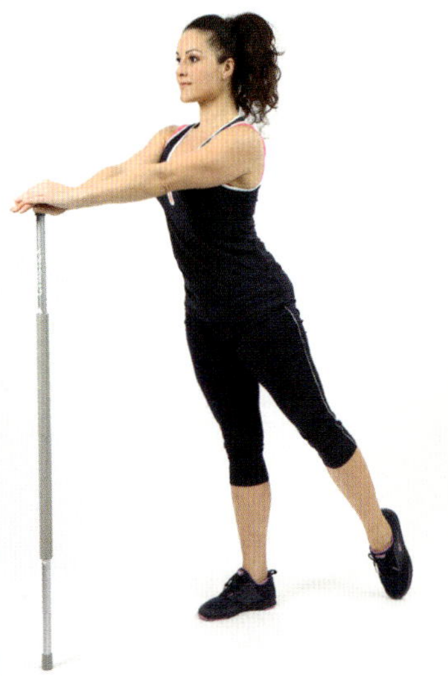

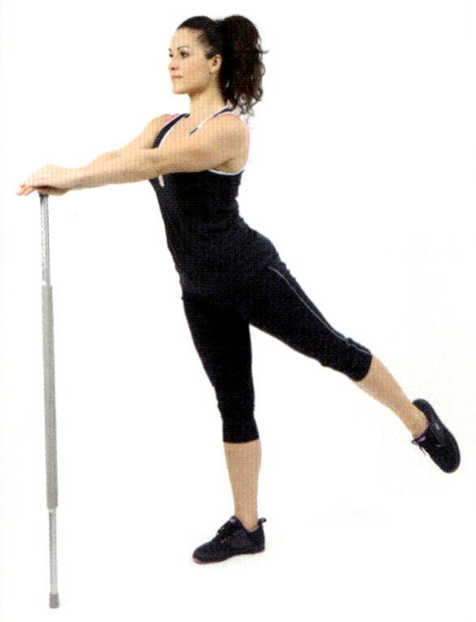

Variante : Pour plus de difficulté, vous pouvez vous lester la cheville avec un poids (bracelet en charge).

★ *Extension de la hanche au sol*

Position : À genou, sur une jambe, l'autre ramenée sous la poitrine, en appui sur les coudes.

- Ramenez en arrière la jambe fléchie sous la poitrine, jusqu'à effectuer une extension de hanche complète.

Points d'attention : Cet exercice réalisé jambe tendue sollicite les ischio-jambiers et le grand fessier. S'il est réalisé genou fléchi, seul le grand fessier est sollicité mais de façon moins intense.

Recommandations : Maintenez les hanches face au sol. Pas besoin de travailler avec des amplitudes élevées, gardez la jambe dans le prolongement du buste sans aller plus haut et sans reposer le genou au sol. *Expirez* pendant la phase d'effort.

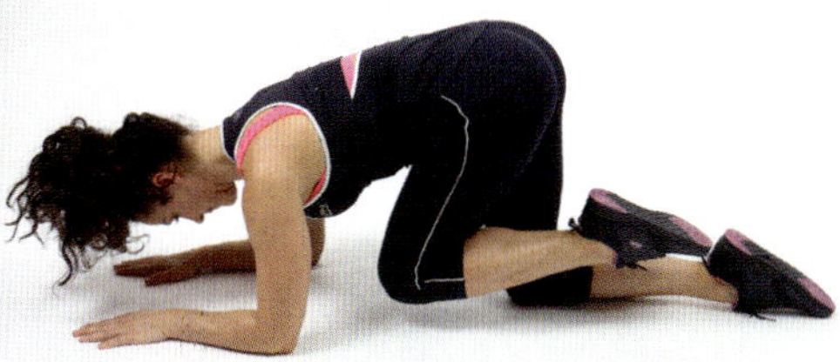

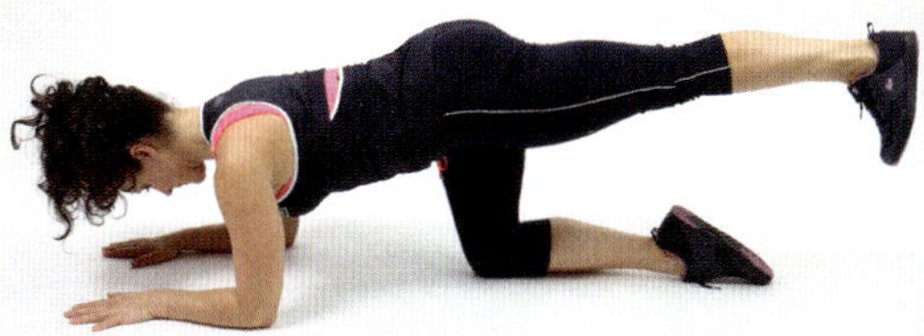

Variante : Il est possible d'utiliser des lests de cheville, pour augmenter l'intensité de travail.

★ Abduction de la hanche, debout

Position : Bâton (ou manche à balai) devant, en appui sur la jambe gauche – fléchissez la jambe pour éviter les tensions dans le bas du dos et serrez le ventre –, épaules basses, pied flex.

- Élevez la jambe droite sur le côté en la maintenant tendue, puis revenez à la position de départ.

POINTS D'ATTENTION : Cet exercice sollicite le petit et moyen fessier. Il est possible, pour intensifier le mouvement, de faire de petites amplitudes vers le haut.

RECOMMANDATIONS : Ne cherchez pas à vous agripper au bâton. Veillez à maintenir le bassin fixe. *Inspirez* à la montée, *expirez* à la descente.

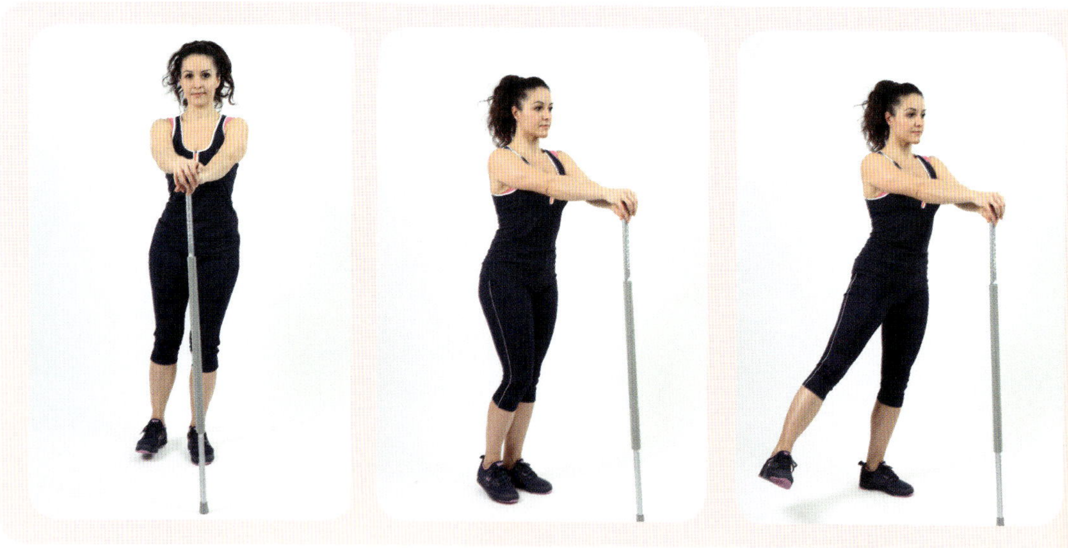

Variantes :

➳ Cet exercice peut se réaliser couché. Effectuez une élévation latérale de la jambe, le genou devant être tendu et l'abduction ne devant pas dépasser les 70°.

➳ Vous pouvez intensifier l'exercice en maintenant une contraction isométrique de quelques secondes en fin d'abduction et/ou en utilisant des lests de cheville.

★ *Relevé de bassin*

Position : Allongé sur le dos, genoux fléchis et pieds à plat sur le sol écartés de la largeur du bassin, bras le long du corps et sangle abdominale gainée.

- Relevez le bassin en poussant les hanches vers le plafond, serrez les fessiers et redescendez sans les reposer au sol.

Points d'attention : Cet exercice sollicite le grand fessier et les ischio-jambiers.

Recommandations : Attention de ne pas creuser le bas du dos et de ne pas chercher l'amplitude maximale.

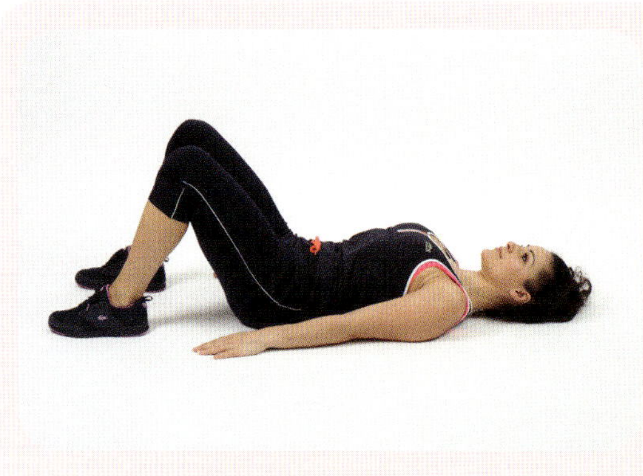

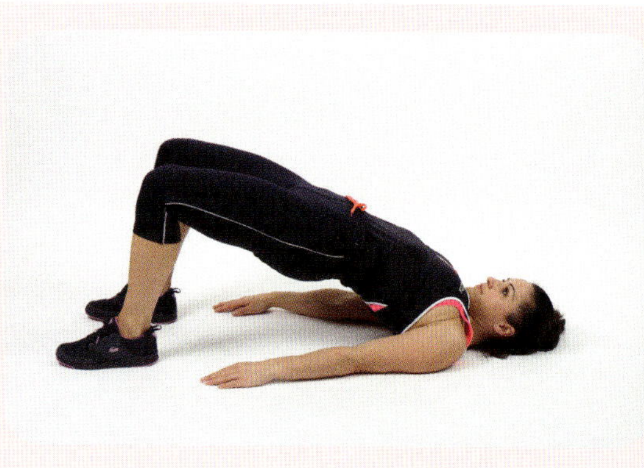

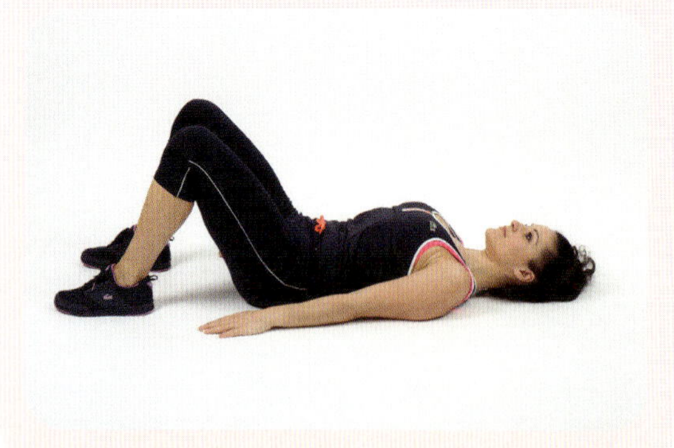

Variante : il est possible d'intensifier l'exercice en prenant appui sur une jambe et en tendant l'autre à la verticale.

JE VEUX TRAVAILLER MES ÉPAULES

★ *La coiffe des rotateurs*

- La première chose à faire pour bien développer ses épaules est de travailler les muscles de la coiffe des rotateurs. Souvent délaissés, ces muscles sont essentiels pour stabiliser l'épaule.

Position : Allongez-vous sur le côté gauche avec un haltère dans la main droite.

1. Le coude gauche est collé au corps et plié à 90°, il tient l'haltère à hauteur du nombril.
2. Sans décoller le coude du corps, réalisez une rotation du bras en éloignant l'haltère de votre buste (votre bras gauche est placé parallèlement au sol en fin de mouvement).
3. Revenez en position initiale en contrôlant le mouvement à la descente.

POINTS D'ATTENTION : Cet exercice travaille le muscle sous scapulaire, le petit rond, l'infra- et le supra-épineux. Ce mouvement est à réaliser avec des poids légers.

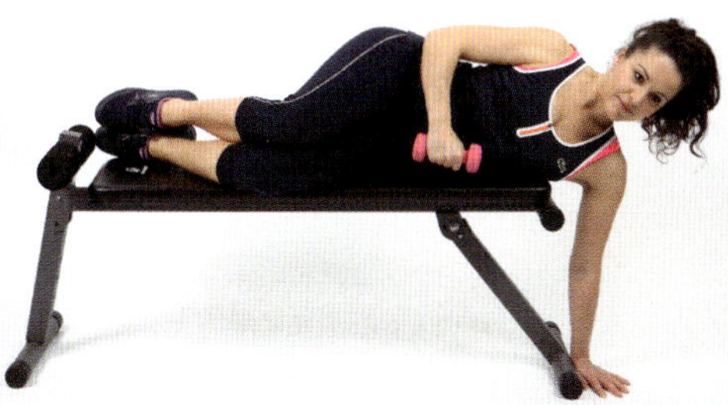

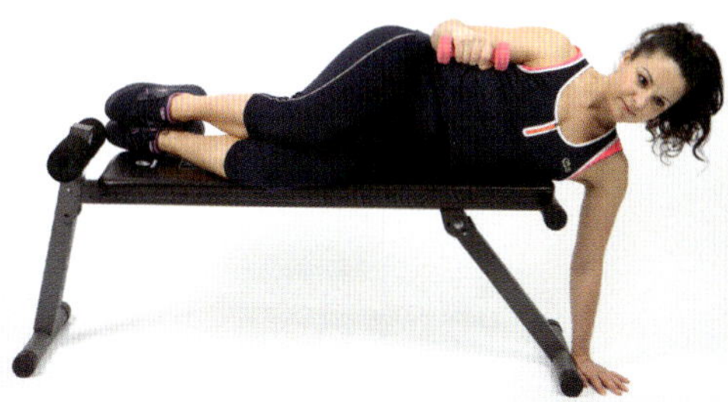

★ Élévation latérale avec haltères (exercice de l'oiseau)

Position : Debout les pieds écartés, jambes légèrement fléchies, le buste penché en avant et le dos restant plat.

1. *Inspirez* et élevez les bras jusqu'à l'horizontale.
2. *Expirez* en fin de mouvement.

POINTS D'ATTENTION : Cet exercice travaille les deltoïdes, principalement leur portion postérieure. Notons qu'en fin de mouvement, lors du rapprochement des omoplates, le trapèze est sollicité (portion moyenne et inférieure) ainsi que le rhomboïde.

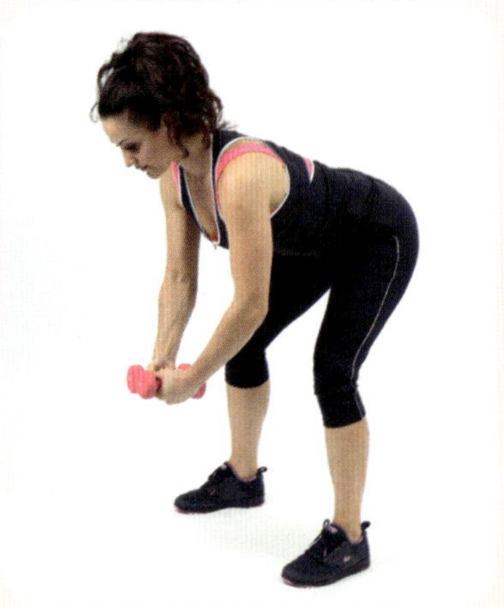

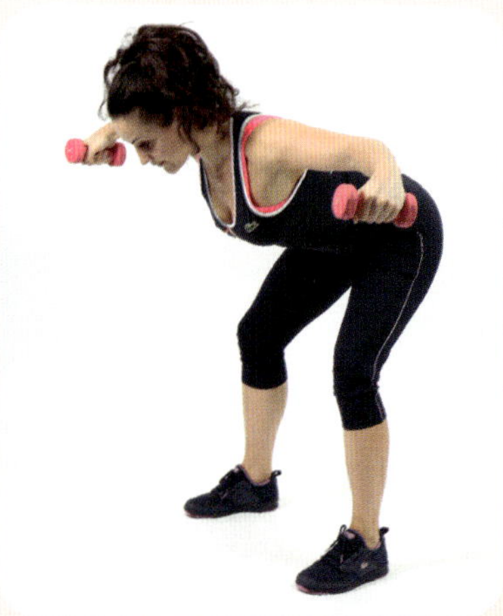

VARIANTES :

Le même exercice peut être réalisé couché à plat ventre sur un banc surélevé suffisamment haut pour laisser pendre vos bras sans qu'ils touchent le sol (notamment si vous avez des difficultés à maintenir la position debout, buste à l'horizontale). Il peut également être réalisé sur un banc incliné.

★ Élévation latérale des bras debout

- Les élévations latérales sont les exercices qui ciblent spécifiquement les muscles deltoïdes. Ils sont très simples à mettre en place et ne nécessitent qu'une paire d'haltères.

Position : Placez-vous debout, un haltère faiblement chargé dans chaque main.

1. Élevez les bras latéralement, bras légèrement fléchis (ni tendus ni pliés).
2. *Inspirez* avant d'engager le mouvement, bloquez votre respiration et contractez. *Expirez* en redescendant.

Points d'attention : Ce mouvement sollicite principalement le deltoïde moyen et dans une moindre mesure ses portions antérieures et postérieures ; si l'élévation se poursuit au-delà de l'horizontale, le trapèze est à son tour sollicité.

Recommandations : Veillez à ne pas donner d'à-coups avec le dos.

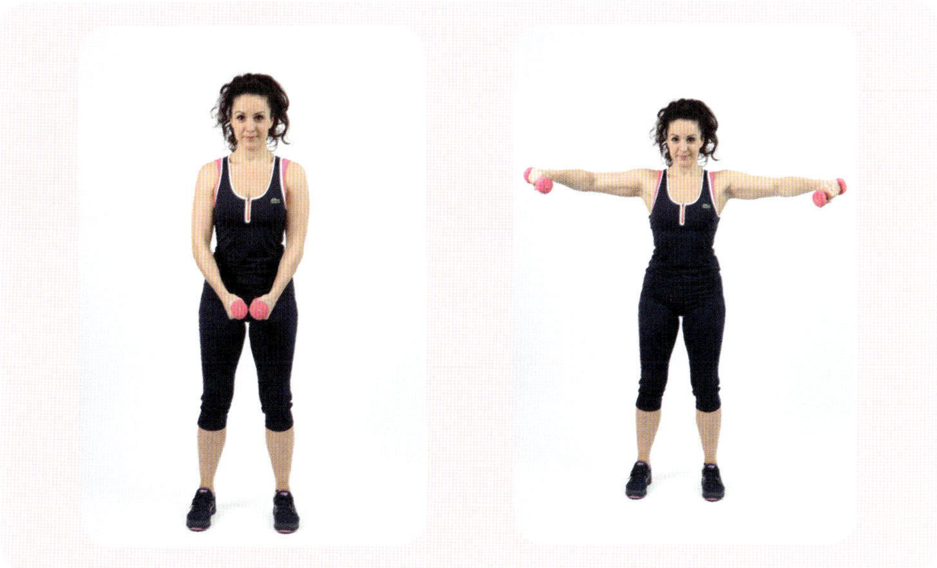

★ Développé devant

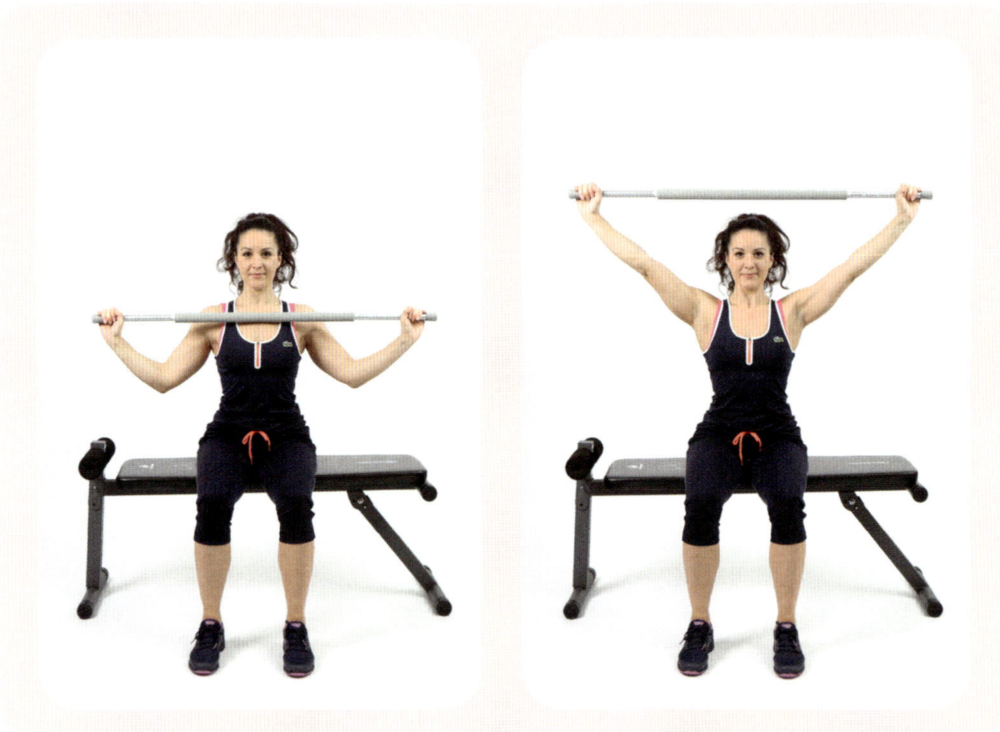

Position : Assis, dos bien droit, la barre tenue reposant sur le haut de la poitrine.

- *Inspirez* et levez la barre verticalement, puis *expirez* en fin de mouvement.

Points d'attention : Cet exercice sollicite principalement les deltoïdes antérieur et externe, le faisceau claviculaire du grand pectoral, le trapèze, le grand dentelé et le triceps brachial.

Variantes :

➳ Cet exercice peut s'effectuer debout, mais il faudra faire très attention de ne pas accentuer la cambrure lombaire.

➳ Si vous gardez les coudes écartés, il sollicite principalement les portions antérieures et moyennes du deltoïde (muscle des épaules). Si vos coudes restent serrés vers l'avant, il sollicite davantage le deltoïde antérieur et le faisceau claviculaire du grand pectoral.

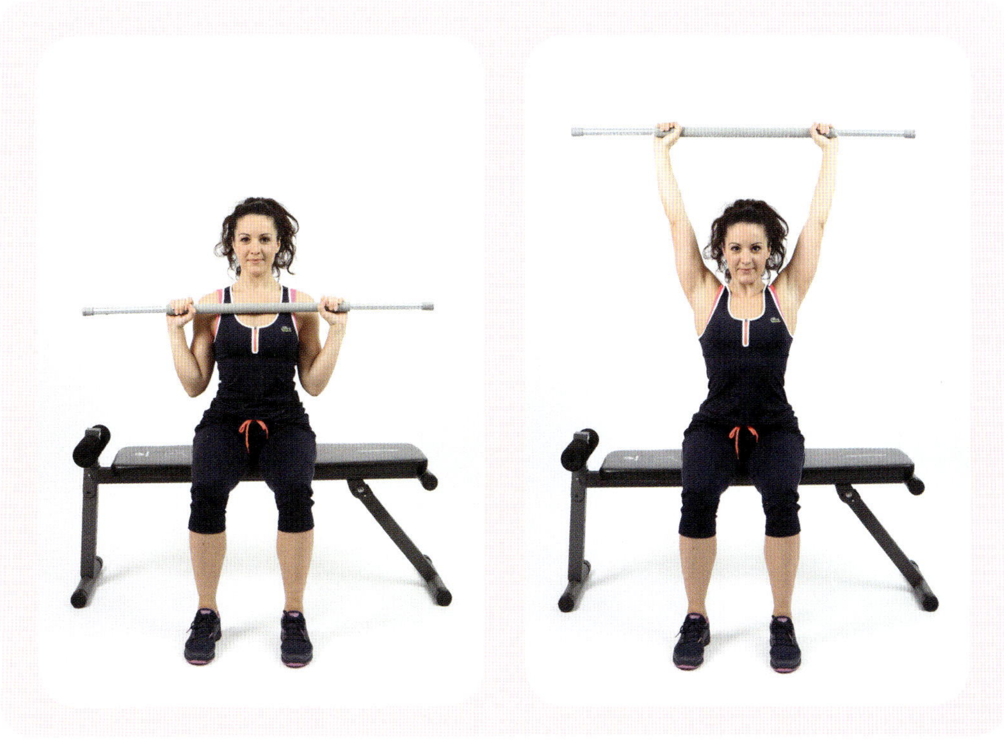

★ Développé assis avec haltères

Position : Assis sur un banc, dos bien droit, les haltères au niveau des épaules.

- *Inspirez* et levez les haltères jusqu'à tendre les bras verticalement, puis *expirez* en fin de mouvement.

POINTS D'ATTENTION : Cet exercice sollicite le deltoïde, principalement sa portion moyenne, ainsi que le trapèze, le grand dentelé et le triceps brachial.

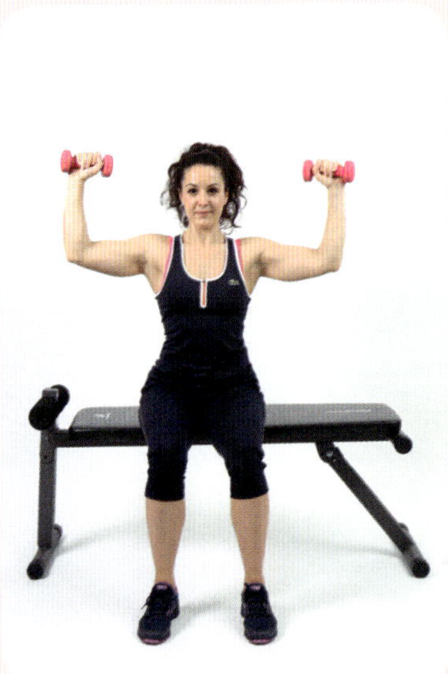

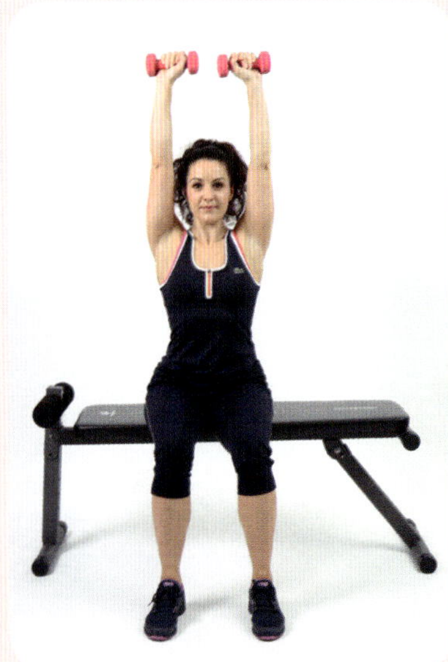

VARIANTES : Cet exercice peut s'effectuer debout, ou un bras après l'autre. L'utilisation d'un dossier lors de l'exécution de l'exercice permet d'éviter une cambrure excessive du dos.

JE VEUX TRAVAILLER MES BRAS

★ Triceps : extension verticale alternée avec haltère

Position : Assis ou debout, l'haltère saisi d'une main derrière la nuque. Gardez le buste bien droit et pliez le coude de façon à amener l'haltère derrière votre tête, coude pointant vers le haut (vous pouvez vous aider de votre autre main pour stabiliser le bras et le maintenir à la verticale).

1. *Inspirez* et effectuez une extension de l'avant-bras, puis *expirez* en fin de mouvement.
2. Contractez fortement le triceps. Revenez à la position initiale en contrôlant la descente.

Points d'attention : Cet exercice, qui consiste à tendre son bras tenant un haltère au-dessus de sa tête, permet de travailler la longue portion du triceps.

Recommandations : Veillez à ne pas arrondir le dos.

Variantes : On peut faciliter l'exercice en prenant un haltère à 2 mains. Le même travail peut être réalisé avec une barre qu'on place dans le dos et qu'on remonte à 2 mains.

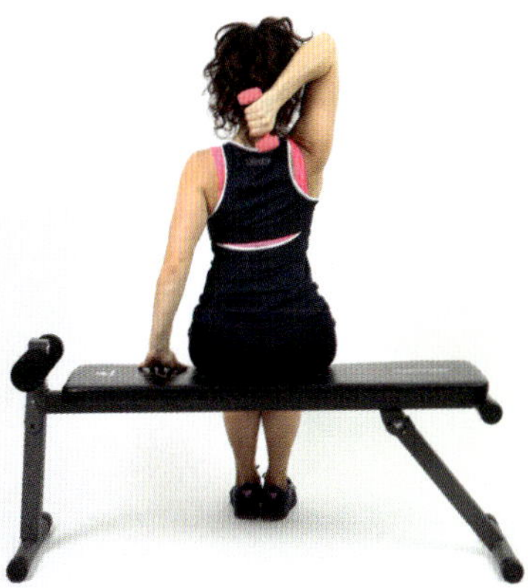

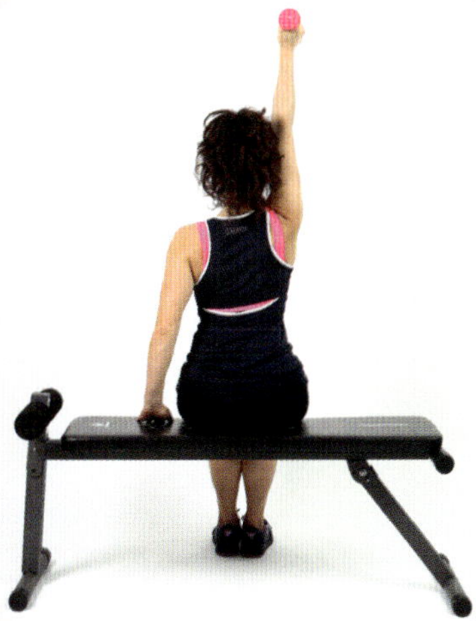

★ Triceps barre au front

- L'exercice de la barre au front sollicite l'ensemble des faisceaux du triceps et permet de développer la masse et la force de ces muscles.
- Pour cela, il suffit d'utiliser progressivement un poids de plus en plus élevé (en veillant à bien maintenir l'équilibre de la barre et en évitant d'écarter les coudes).

Position : Allongez-vous sur le dos (au sol ou sur un banc), jambes fléchies ou non (lorsqu'elles sont repliées sur la poitrine, le dos se cambre moins et cela protège davantage les lombaires).

1. Saisissez une barre droite ou un bâton pour débuter avec une prise équivalente à la largeur des épaules, mains en pronation (les pouces sont face à face).
2. Placez la barre au-dessus de votre tête, bras tendus. En *inspirant*, réalisez un quart d'arc de cercle en pliant les bras de façon à amener la barre jusqu'au front (seuls les avant-bras bougent).Veillez à garder les coudes immobiles et à ne pas écarter les bras l'un de l'autre. Revenez à la position initiale en *expirant*.

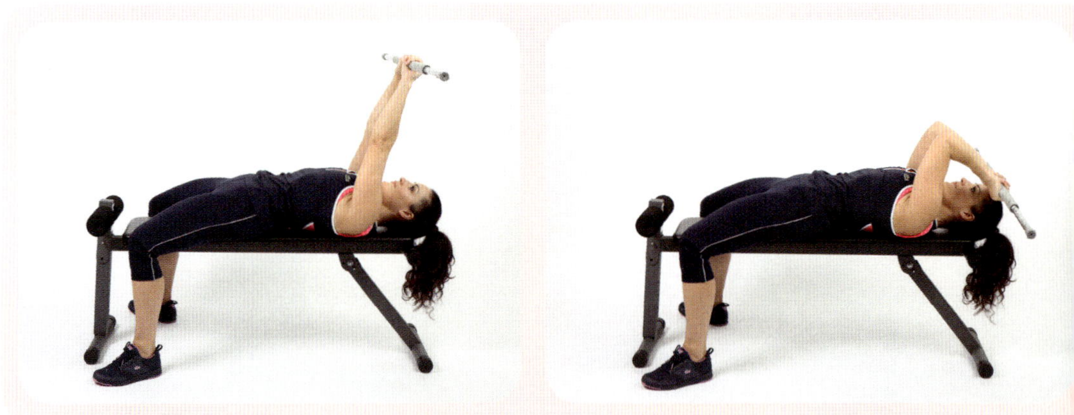

★ Triceps : extension des avant-bras avec un haltère

- Il s'agit d'un exercice de finition qui ne permet pas de développer la force musculaire, mais qui permet une bonne congestion et qui est donc à privilégier pour développer la masse musculaire du triceps.

Position : Placez le genou et la main gauches sur un banc ou une chaise et penchez-vous en avant en gardant le dos bien droit. Prenez un haltère dans la main droite en prise neutre (paume orientée vers votre cuisse).

1. En gardant le coude droit collé au corps, faites des extensions de façon à amener l'haltère en arrière, bras quasi à l'horizontale.
2. Pour rendre l'exercice plus dur, vous pouvez maintenir la contraction pendant 1 seconde lorsque votre coude est tendu.
3. *Expirez* en tendant le bras et *inspirez* lorsque vous revenez en position initiale.

Recommandations : Pour bien exécuter cet exercice, il faut veiller à ne bouger ni le torse, ni l'épaule, ni le coude (ne le remontez pas).

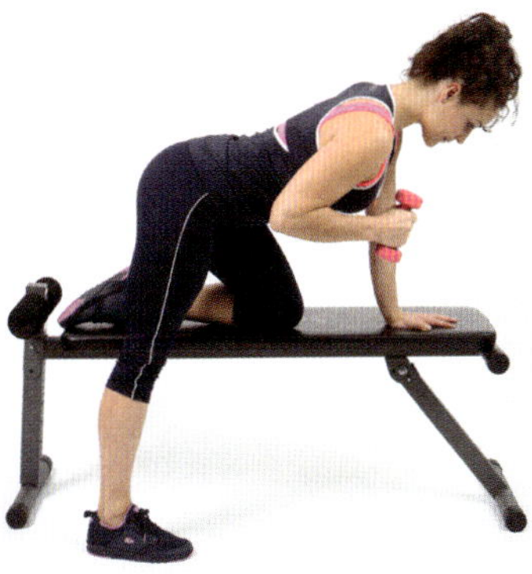

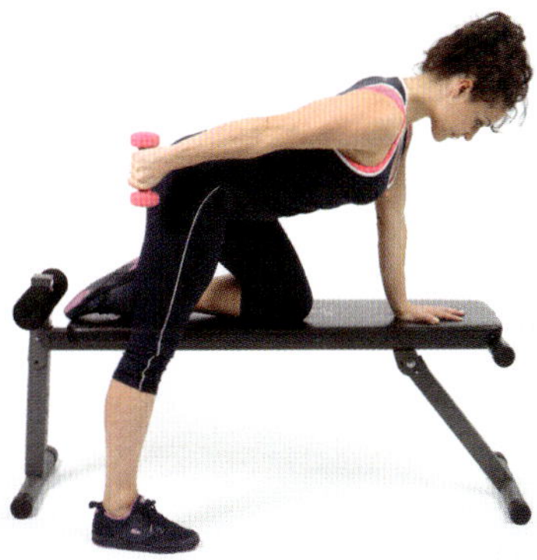

★ Biceps : flexion des avant-bras à la barre, ou curl

- Le curl à la barre est un exercice très simple permettant de soulever des poids relativement lourds.

Position : Debout, jambes légèrement écartées, genoux très légèrement fléchis, bras tendus, barre en main.

1. En *expirant*, soulevez la barre devant vous en pliant les coudes de façon à l'amener en haut de la poitrine.
2. Revenez à la position initiale en *inspirant* et en contrôlant la descente.

POINTS D'ATTENTION : Cet exercice sollicite également le muscle brachio-radial (ou long supinateur) qui est le plus important des muscles de l'avant-bras. Le faire travailler permet donc de développer la taille des avant-bras.

RECOMMANDATIONS : Évitez de donner des impulsions avec le dos. Si vous y êtes obligé, prenez moins de poids.

VARIANTES :

- *Curl avec haltère.* On réalise le même exercice avec un haltère dans chaque main. Le mouvement est alors plus naturel. C'est un exercice basique très efficace et ne nécessitant que peu de matériel. Il peut également se pratiquer assis.
- *Curl en prise marteau.* On réalise le même travail en changeant simplement la saisie des haltères. Cette fois-ci, la paume est orientée vers les cuisses (position dite neutre) pendant tout le mouvement. C'est un exercice complet à faire en dernier, après les autres.

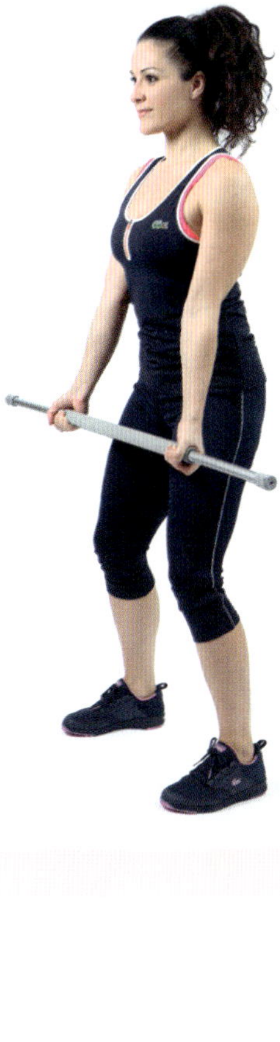

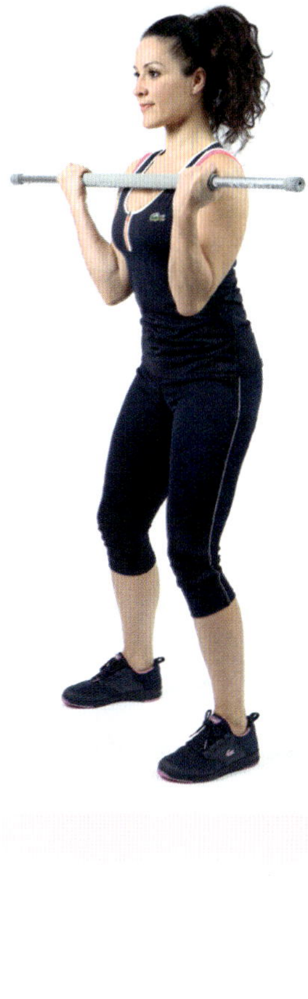

★ Flexion alternée avec haltère

- Cet exercice peut être réalisé assis. L'intérêt est de travailler très spécifiquement le biceps de chaque bras, l'un après l'autre.

Position : Assis, haltère tenu dans la main droite, l'autre main sur la cuisse.

1. Tendez le bras droit entre les jambes, le coude reposant sur la cuisse droite. *Inspirez* et effectuez une flexion de l'avant-bras.
2. *Expirez* en fin d'effort.

Points d'attention : Cet exercice d'isolation permet de contrôler le mouvement dans son amplitude et de travailler principalement le biceps et le brachial antérieur.

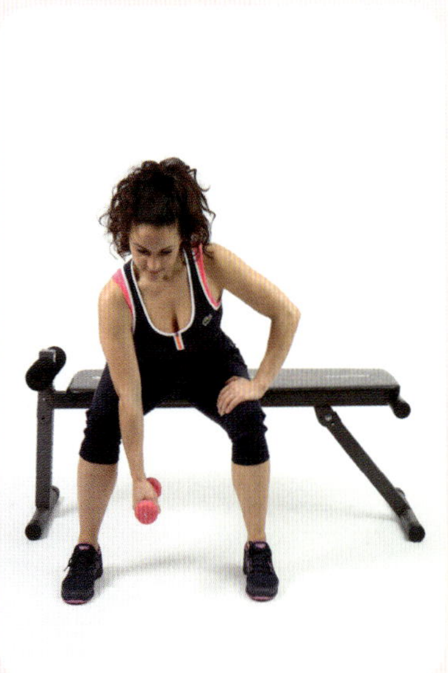

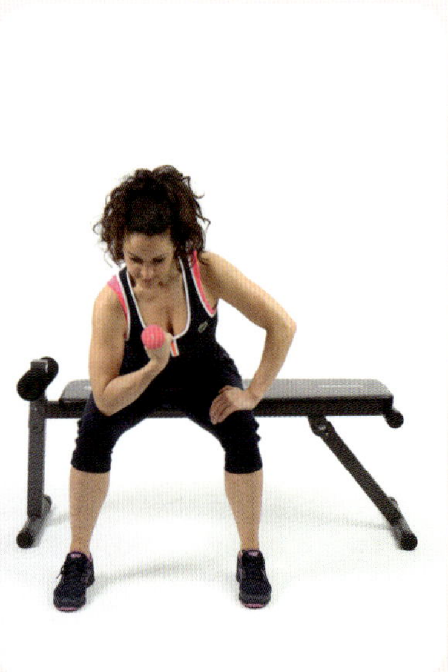

JE VEUX TRAVAILLER MES ABDOMINAUX

★ *Enroulement vertébral*

Les abdominaux se composent notamment des muscles grands droits, qui sont ceux qu'il faudra travailler régulièrement pour obtenir les « tablettes de chocolat ».

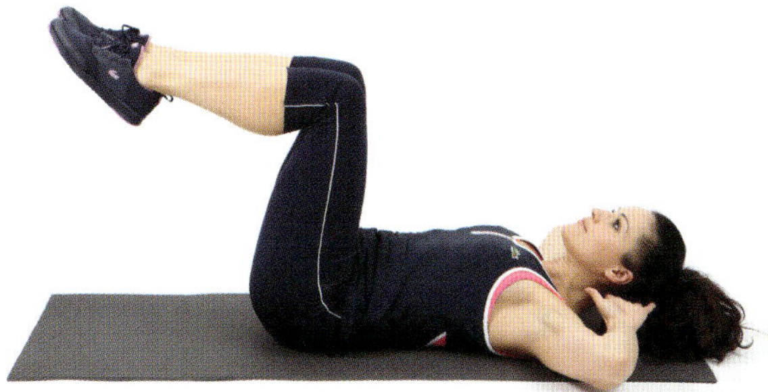

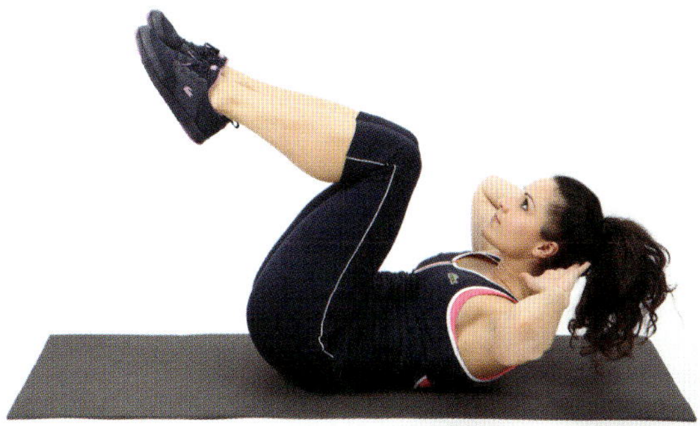

Position : Allongez-vous sur le dos (soit au sol, soit sur un banc) et plaquez vos lombaires (bas du dos) au sol.

1. Pour les jambes vous pouvez, au choix :
   - les ramener sur votre thorax ;
   - garder les pieds au sol, jambes fléchies à environ 90° ;
   - les poser sur le banc sur lequel vous êtes allongé ou au sol.
2. En gardant les lombaires plaquées au sol, enroulez le buste vers l'avant, en contractant les muscles abdominaux et en *inspirant*.
3. Revenez à la position de départ sans à-coups, tout en *expirant*. Faites en sorte de conserver la tension musculaire tout au long de la descente.

Le mouvement doit être lent et régulier.

Objectifs : Grâce à un exercice simple comme le crunch ou enroulement vertébral, vous pourrez :

- d'une part, affiner et raffermir votre taille en travaillant avec le poids du corps ;
- d'autre part, développer vos abdominaux en utilisant un poids de plus en plus important.

Recommandations : Il ne faut pas, comme on le voit souvent, bloquer ses pieds avec un espalier ou un meuble. De même, ne placez pas vos mains derrière la tête pour éviter de vous aider de celles-ci (placez-les au niveau de vos oreilles ou sur la poitrine).

Variantes :

Pour solliciter les muscles obliques, il suffit de rapprocher alternativement, en enroulant le rachis, le coude droit du genou gauche, et le coude gauche du genou droit.

Pour augmenter la difficulté, vous pouvez maintenir contre la poitrine un poids plus ou moins lourd.

★ Travail des obliques

Position : Allongez-vous sur le dos (soit au sol, soit sur un banc) et plaquez vos lombaires (bas du dos) au sol.

1. En *inspirant*, ramenez votre épaule gauche devant votre genou droit, puis revenez à la position initiale en *expirant*.

2. Ramenez ensuite votre épaule droite devant votre genou gauche en *inspirant*.

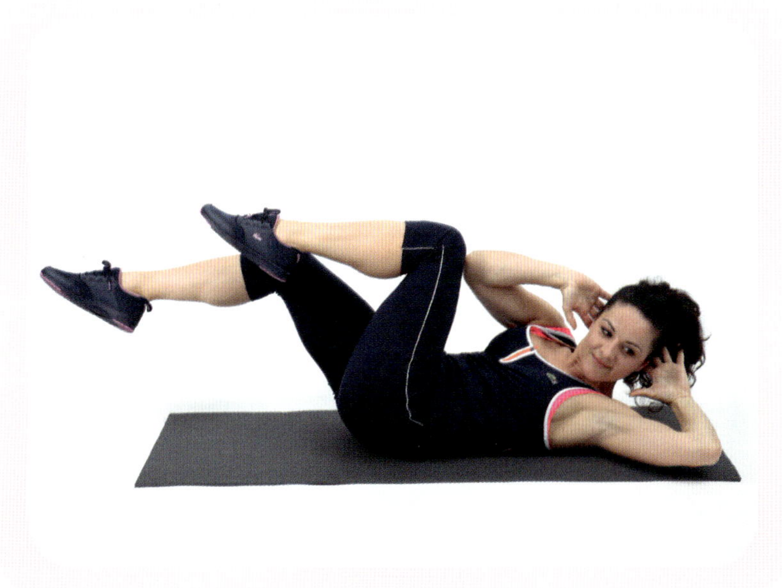

VARIANTE : Si vous avez choisi de garder les jambes repliées sur le thorax, vous pouvez faire entrer en contact votre coude avec le genou opposé.

★ Travail des grands droits

Position : Assis au sol, buste relevé, en appui sur les mains écartées et placées en arrière des hanches.

- Tendez les jambes, puis ramenez-les vers la poitrine tout en gardant les muscles abdominaux sous tension.

Points d'attention : Cet exercice permet de travailler la partie inférieure des grands droits de l'abdomen.

Recommandations : Les pieds ne touchent jamais le sol au cours de cet exercice.

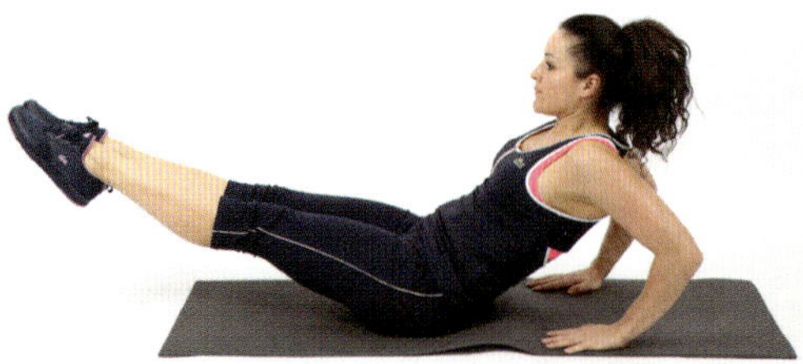

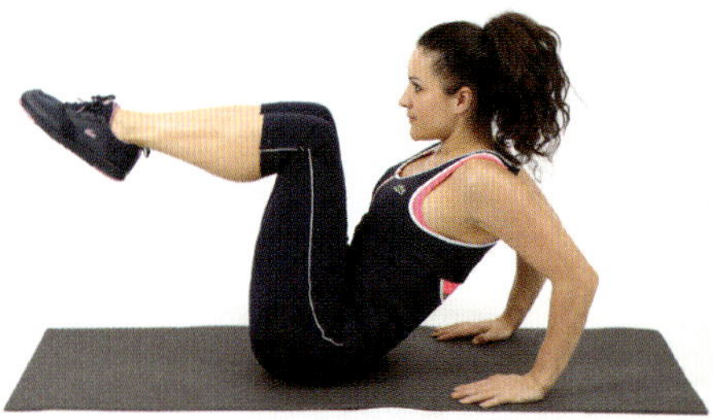

★ *Flexion latérale du buste avec haltère*

Position : Debout, jambes légèrement écartées, un bras derrière la tête, un haltère dans une main.

1. Effectuez une flexion latérale du buste du côté opposé à l'haltère.
2. Revenez à la position initiale.
3. Puis alternez.

Points d'attention : Cet exercice travaille principalement, du côté de la flexion, les obliques ; moins intensément le grand droit et le carré des lombes (muscle du dos).

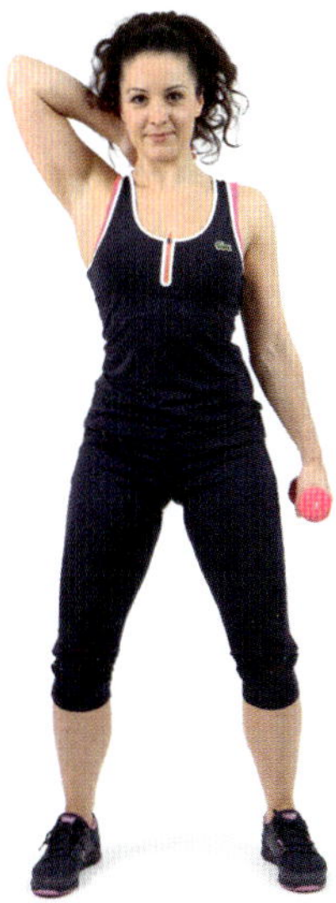

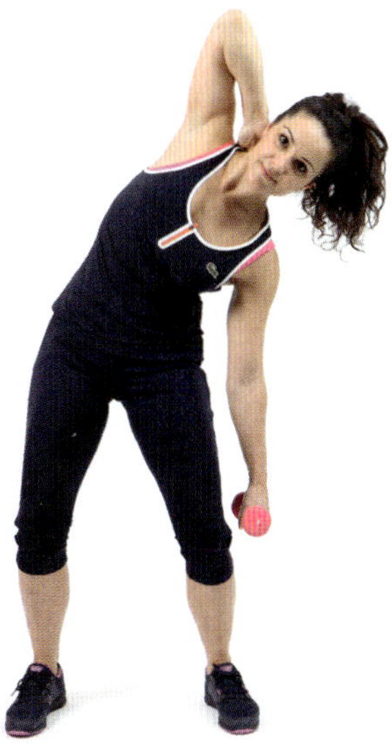

★ Gainage : travail des obliques et du transverse

Position : Allongé au sol, tendez les jambes et placez vos pieds l'un sur l'autre. L'avant-bras gauche repose sur le sol et le coude est fléchi à 90°. Le bras droit est allongé sur le côté droit du corps, libre. Le dos est droit et la tête reste dans l'axe de la colonne vertébrale.

1. L'exercice consiste tout simplement à maintenir la position.
2. Allongé au sol, en appui sur les coudes, pieds ancrés dans le sol, maintenez la position tout en faisant attention de ne pas cambrer le dos.
3. Maintenez la tête rentrée, menton vers la poitrine.

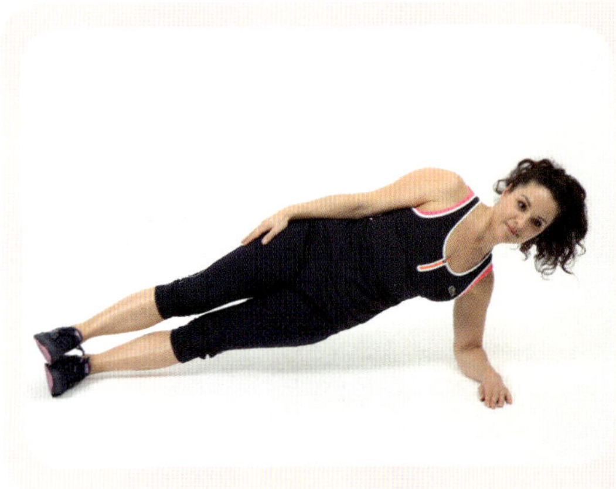

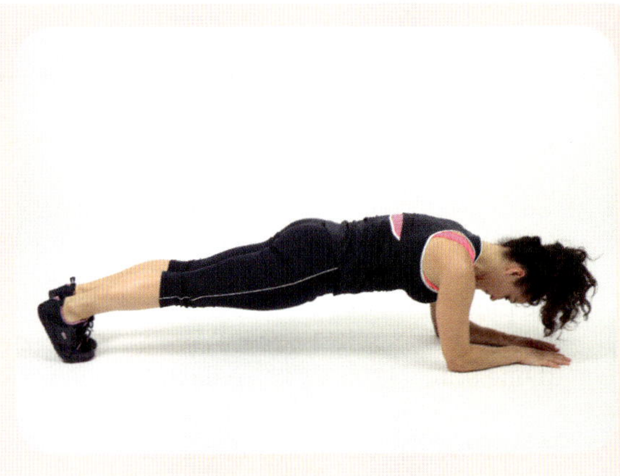

POUR DÉMARRER

Je m'habitue aux exercices, à la technique, tout en développant mes qualités physiques grâce au circuit training.

★ *Le circuit training*

Il consiste en un enchaînement d'exercices qui associent au renforcement musculaire les effets cardio-vasculaires.

La masse musculaire

Le circuit training va tonifier l'ensemble de votre musculature. De plus, l'utilisation de charges additionnelles modérées (vous pouvez utiliser de petits haltères de 2 kg pour démarrer) va vous permettre de vous focaliser sur le contrôle de vos mouvements, de votre posture et de votre respiration durant l'exercice.

Ce travail de coordination pourra également contribuer à rétablir certains déséquilibres de tensions musculaires ainsi qu'à améliorer votre gestion mentale de l'effort physique.

De plus, ce remodelage de la silhouette s'accompagne généralement d'une élévation de votre métabolisme – c'est-à-dire l'énergie calorique consommée au repos par l'organisme – et donc d'une stimulation de votre dépense énergétique contribuant à une perte de masse grasse.

L'endurance cardio-vasculaire

Le deuxième intérêt physiologique majeur du circuit training est sa capacité à stimuler le cœur et les poumons.

Le circuit permettra aussi d'intégrer des exercices spécifiques à n'importe quel sport, de travailler en petit groupe, et de rendre l'activité ludique. Il présente encore l'intérêt de pas nécessiter un grand espace ou un équipement onéreux : il peut être composé d'exercices sans autre charge que votre propre poids de corps !

Mon 1er programme en 2 semaines : je débute

CIRCUIT TRAINING :

- Enchaînez les 5 exercices
- Puis reposez-vous 1 à 2 minutes et recommencez
- Circuit à réaliser 3 fois de suite, 2 fois la 1re semaine, puis 3 fois la 2e semaine

Squat = flexion : 15 répétitions

- Pointes de pied et genoux vers l'extérieur
- Soufflez sur l'effort (en montant)

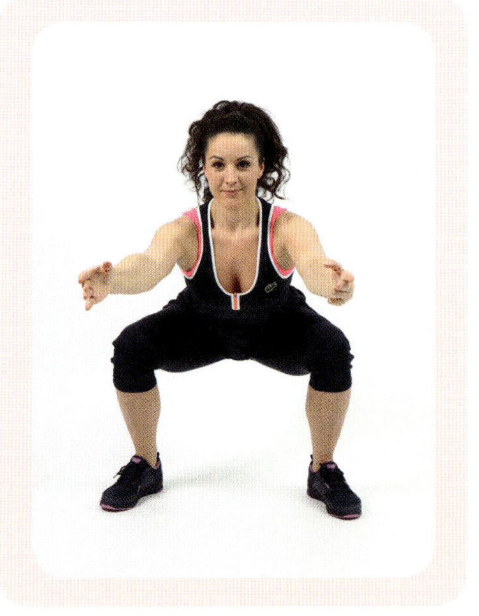

Triceps : 8 à 10 répétitions

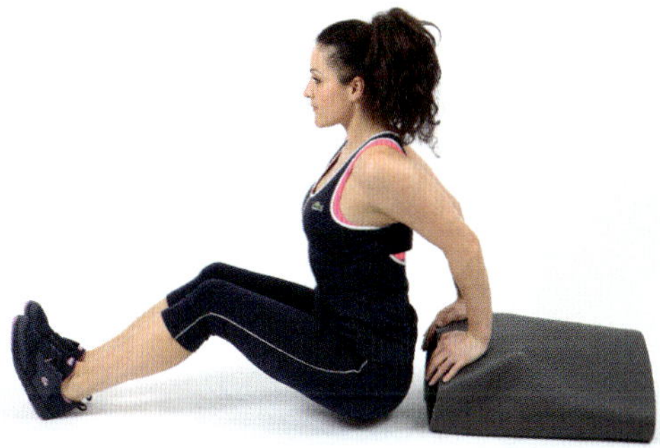

- Mains sur une marche ; extension de bras
- Soufflez sur l'effort (en montant)

Fessiers : 15 répétitions + statique 10 secondes + 15 répétitions

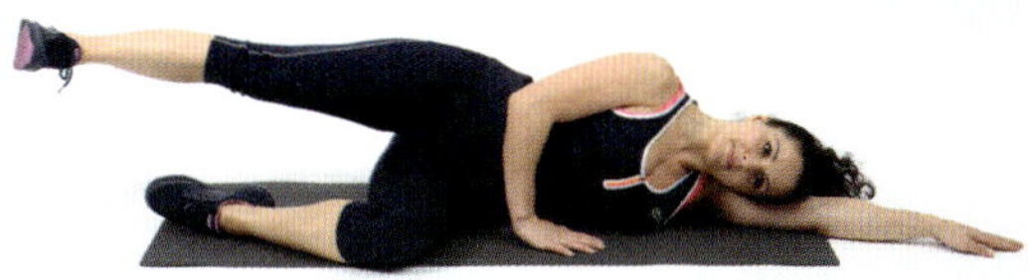

- Un bras posé devant ; jambe dessous pliée, jambe dessus tendue, pointe de pied relâchée vers le sol

Abdominaux : 15 répétitions

- Enroulez les genoux vers la poitrine, puis ramenez la tête contre les genoux

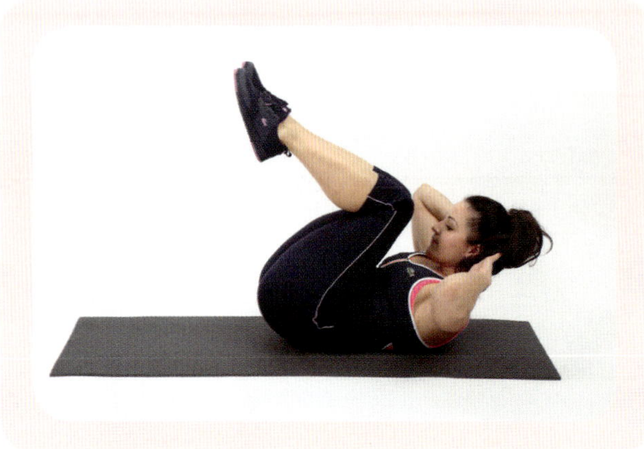

Abdominaux (travail du transverse) : 15 répétitions

- Enroulez le dos, puis relâchez

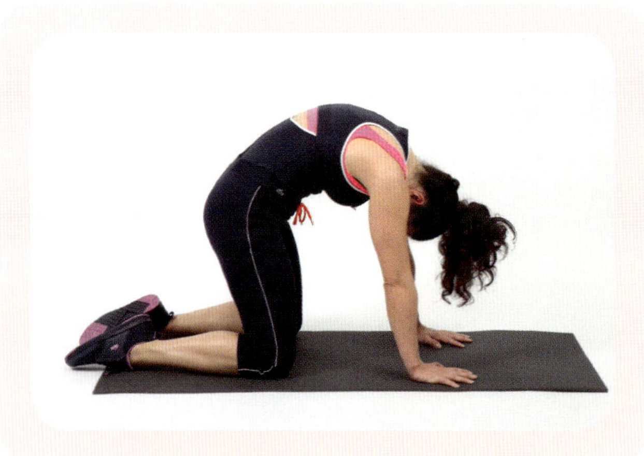

Mon 2e programme en 2 semaines : je progresse

CIRCUIT TRAINING :

- Enchaînez les 5 exercices
- Puis reposez-vous 1 à 2 minutes et recommencez
- Circuit à réaliser 4 fois de suite, 2 fois la 1re semaine, puis 5 fois la 2e semaine

Squat = flexion : 15 répétitions

- Pointes de pied et genoux vers l'extérieur
- Soufflez sur l'effort (en montant)

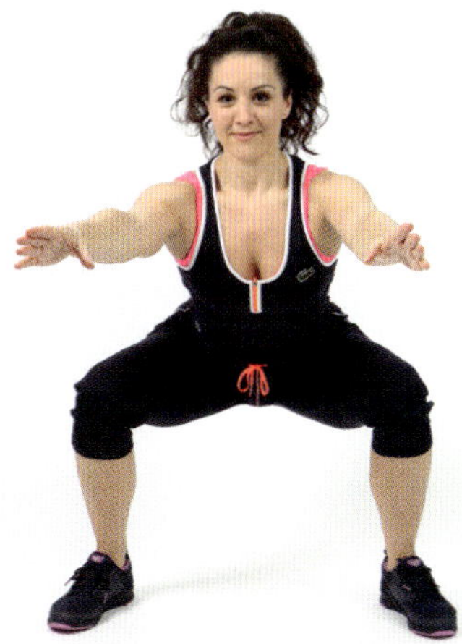

Triceps : 8 à 10 répétitions

- Assis sur une chaise ou un banc ; extension de bras
- Soufflez sur l'effort (en montant)

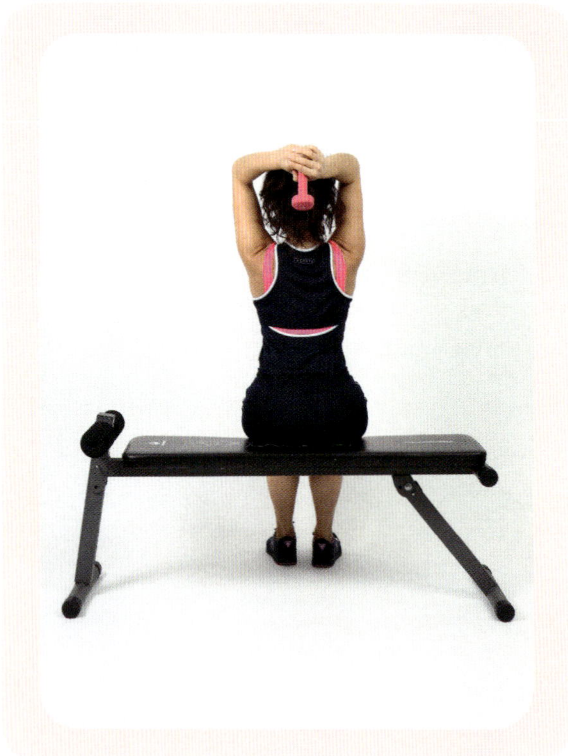

Fessiers : 15 répétitions + statique 10 secondes + 15 répétitions

- Fentes : descendez et remontez en soufflant ; le genou derrière est à 2 cm du sol ; le genou devant ne doit pas dépasser la pointe de pied

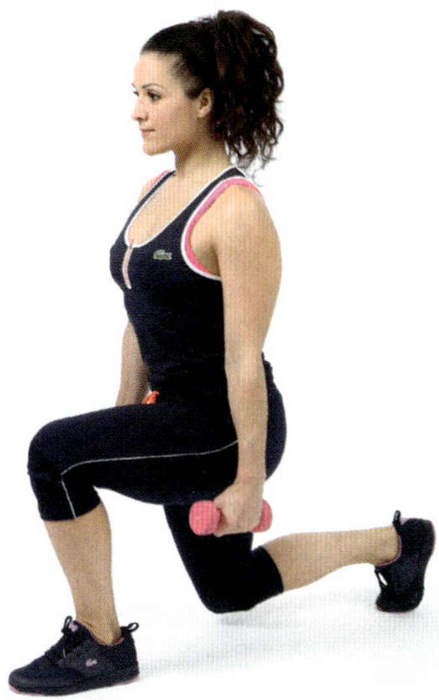

Abdominaux : 15 répétitions

- Enroulez les genoux vers la poitrine, puis ramenez au centre

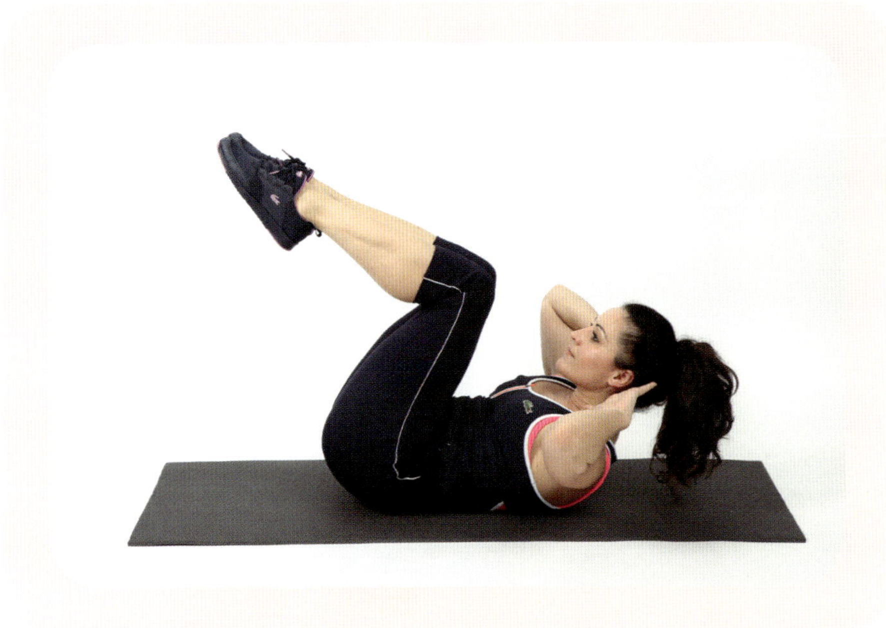

Abdominaux (travail des obliques) : 15 répétitions

- Un poids dans la main

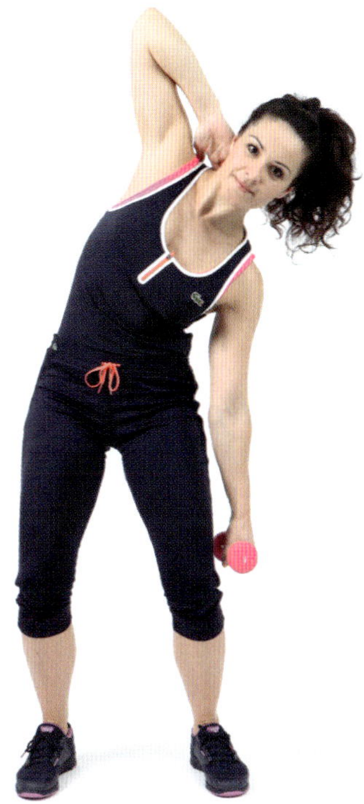

Mon 3e programme en 3 semaines : je m'entraîne

CIRCUIT TRAINING :

- Enchaînez les 9 exercices
- Puis reposez-vous 1 à 2 minutes et recommencez
- Circuit à réaliser 3 fois de suite, 2 fois la 1re semaine, puis 5 fois la 2e semaine et 6 fois la 3e semaine

Squat = flexion : 15 répétitions

- Pointes de pied et genoux vers l'extérieur
- Soufflez sur l'effort (en montant)

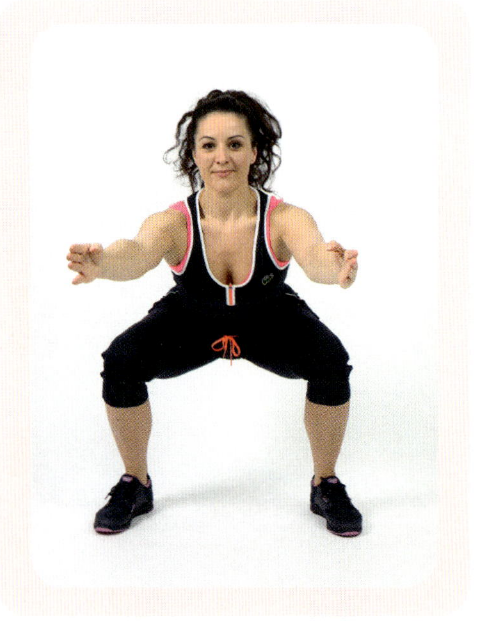

Développé couché avec haltères : 15 répétitions

- Jambes relevées, écartez les bras en *inspirant* tout en gainant le ventre et *soufflez* en remontant

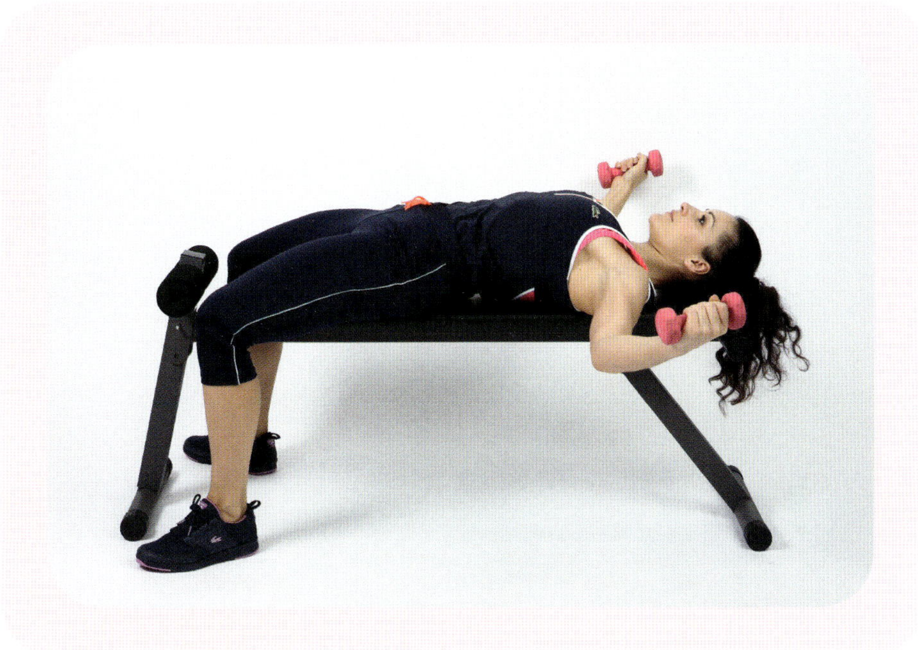

Tirage nuque « maison » : 15 répétitions (avec haltères ou barre)

- Assis sur un banc, dos droit, prise de barre plus large que les épaules : amenez la barre sur la nuque en *inspirant* et *soufflez* en montant

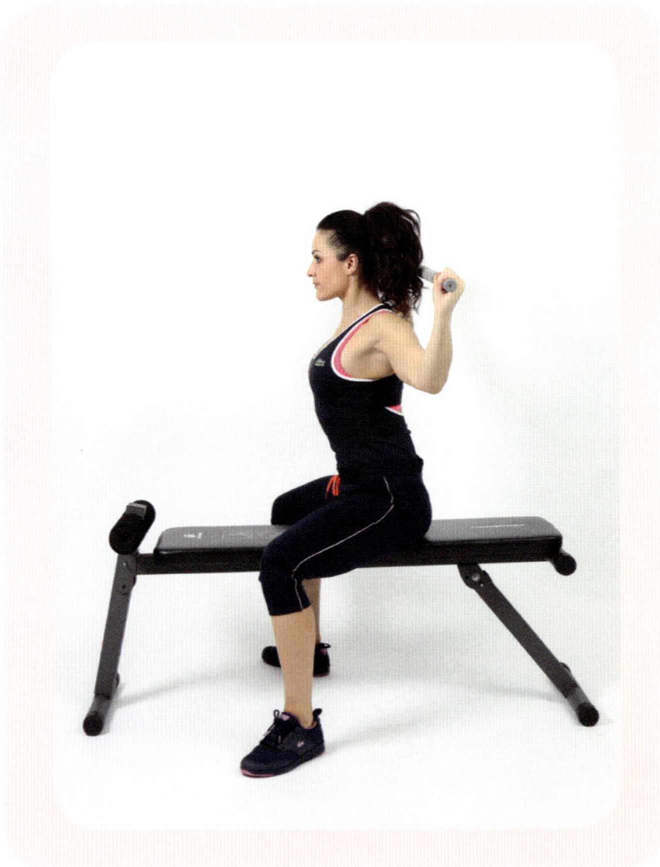

Fessiers : 15 répétitions + statique 10 secondes + 15 répétitions

- Fentes : descendez et remontez en soufflant ; le genou derrière est à 2 cm du sol ; le genou devant ne doit pas dépasser la pointe de pied

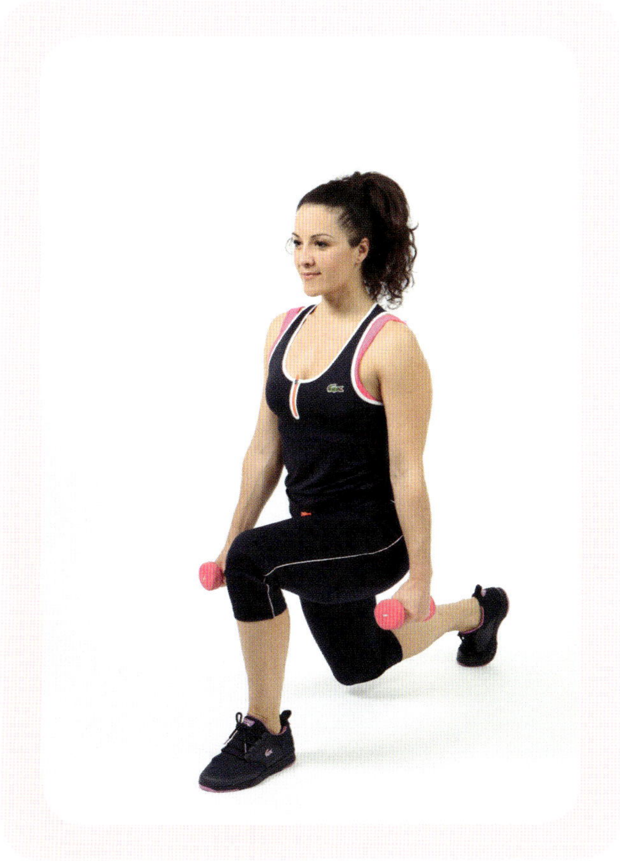

Pectoraux : 10 répétitions

- Debout contre un mur ou avec banc ; position des mains : plus large que le bassin
- Gardez toujours le dos droit en gainant le ventre, et rentrez la tête

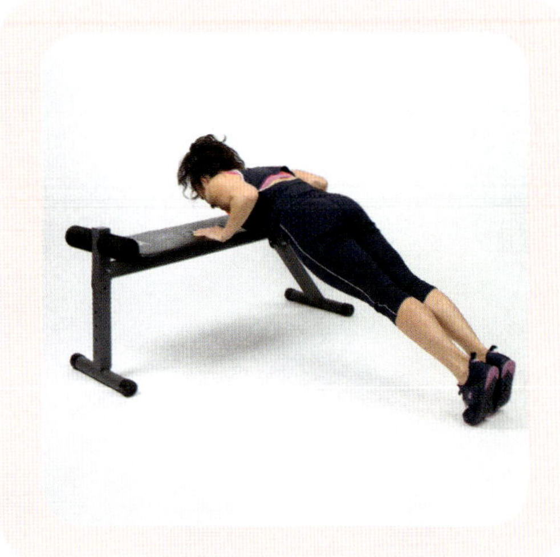

Épaules : 10 répétitions

- Assis avec haltères
- Gardez toujours le dos droit en gainant le ventre ; montez les bras avec les coudes très légèrement fléchis et ramenez en soufflant

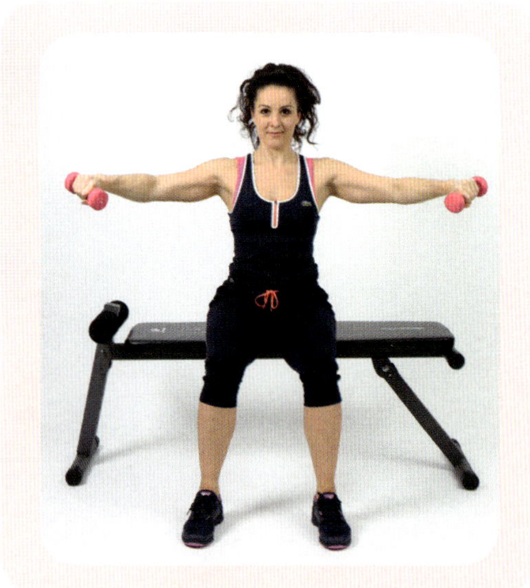

Abdominaux : 15 répétitions

- Enroulez les genoux vers la poitrine, puis ramenez

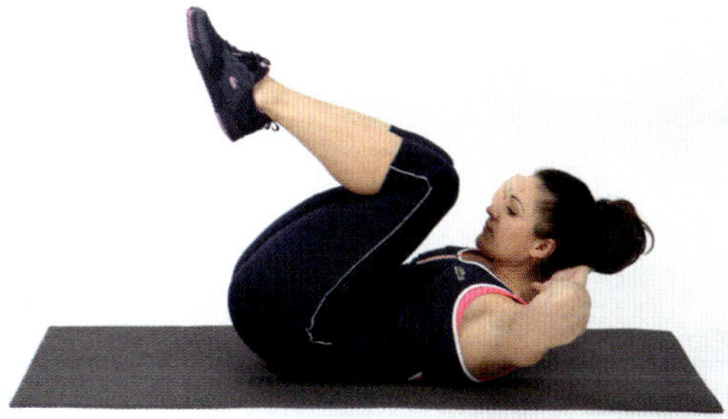

Abdominaux (travail des obliques) : 15 répétitions

- Un poids dans la main

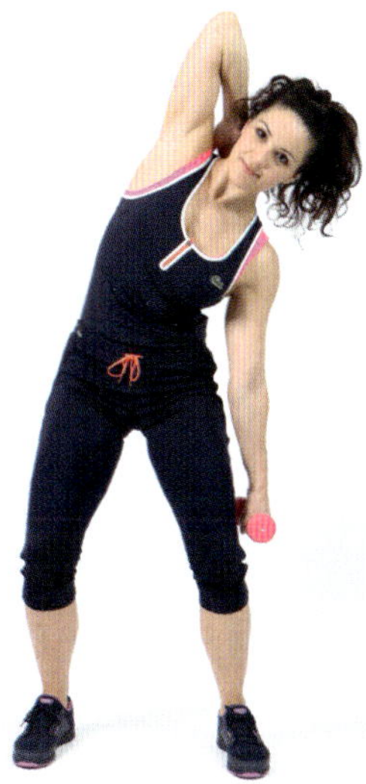

Abdominaux : 8-15 répétitions

- Décollez le bassin et ramenez (les pieds cherchent à pousser le plafond)

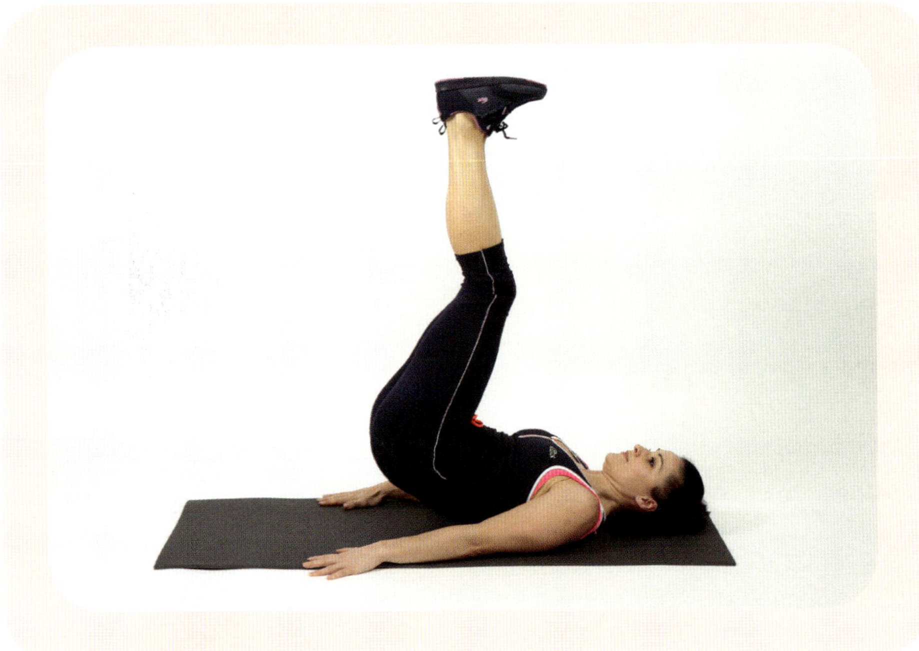

4

DES PROGRAMMES À FAIRE CHEZ VOUS OU EN SALLE

Ma planification d'entraînement : que faire lors d'une séance pour développer ma force, mon volume ou bien sécher ?

PLANIFICATION D'ENTRAÎNEMENT EN FORCE AU POIDS DE CORPS

Pour le détail des exercices, n'hésitez pas à vous reporter à la partie « Je commence la musculation ».

Niveau 1 : programme pour débutant (4 semaines)

Entraînement (2 ou 3 séances)

1. Lundi : Full-body
2. Mercredi : Haut du corps
3. Vendredi : Bas du corps

Lundi (séance d'environ 1 heure)

1. Pompes classiques, 1 série : atteindre 10 répétitions au bout des 4 semaines.

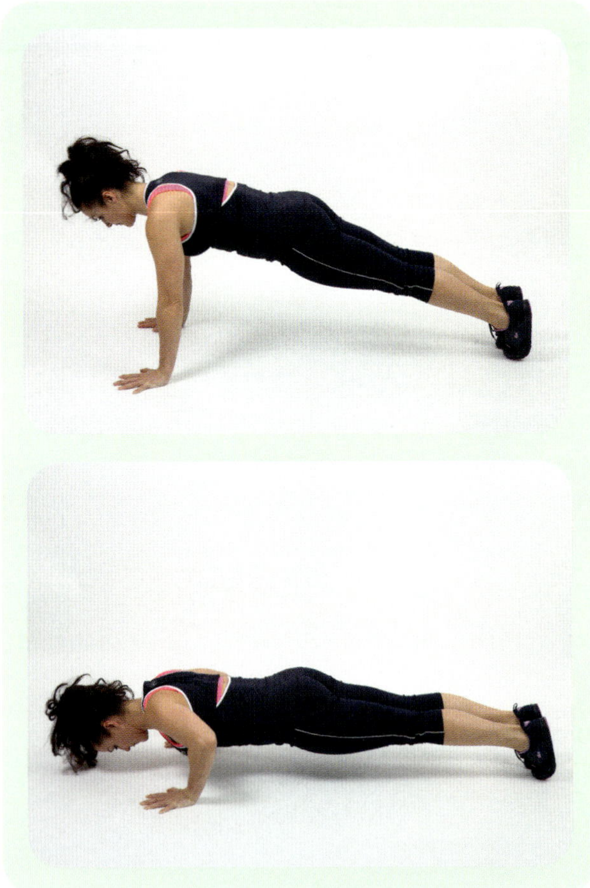

2. Pompes prise serrée, 1 série : atteindre 5 à 10 répétitions.

- *2 minutes de repos*

3. Triceps (exercice à choisir), 1 série : atteindre 3 à 5 répétitions.

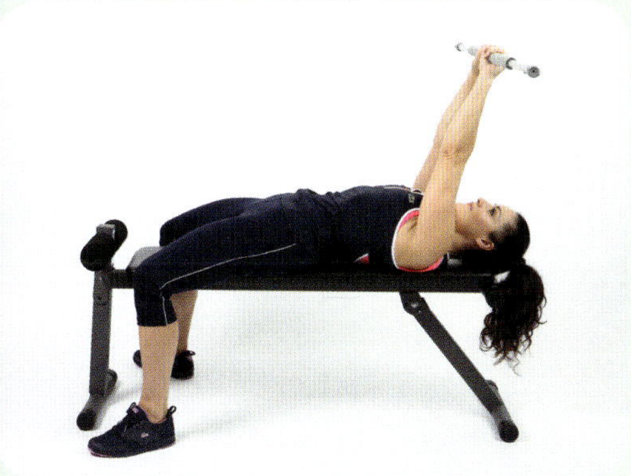

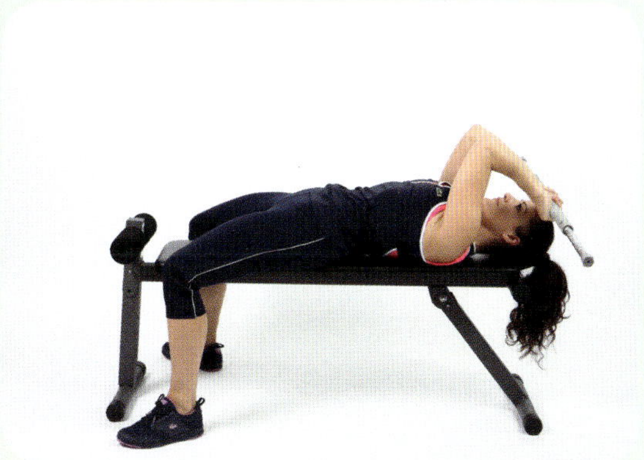

4. Pompes classiques, 1 série : atteindre 10 répétitions.

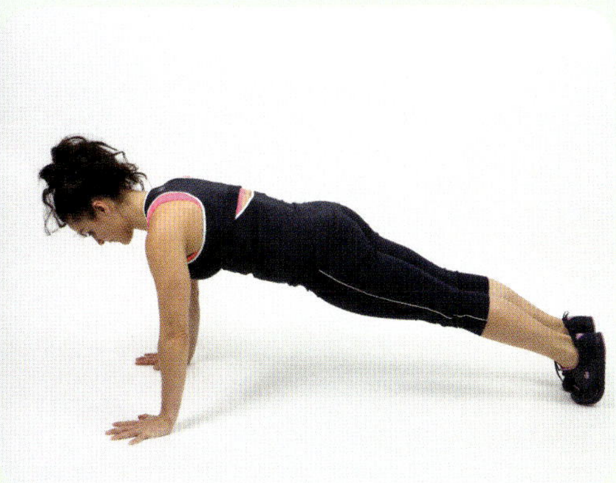

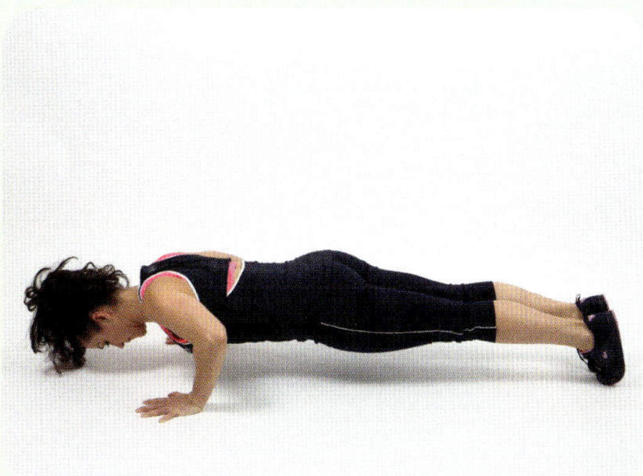

- *1 minute de repos*

5. Pompes classiques, 1 série : atteindre 10 à 15 répétitions.

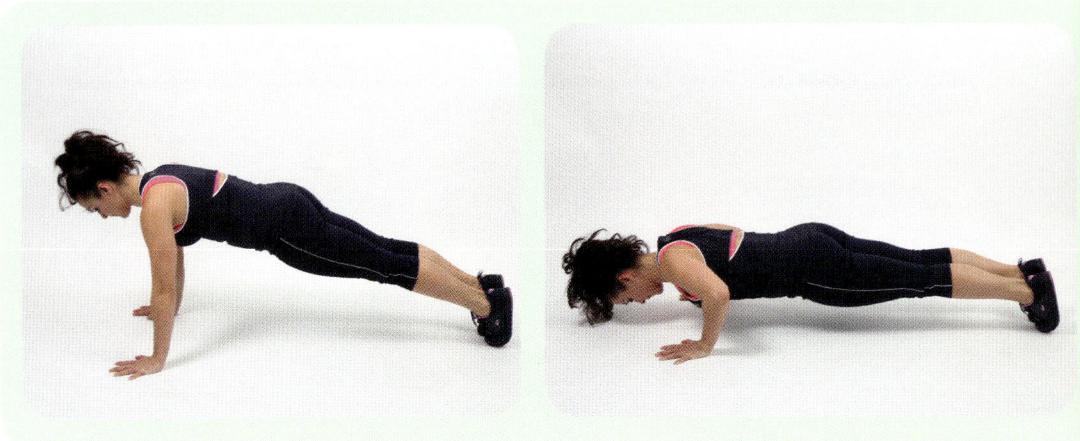

- *2 minutes de repos*

6. Crunch, 1 série : atteindre 30 répétitions.

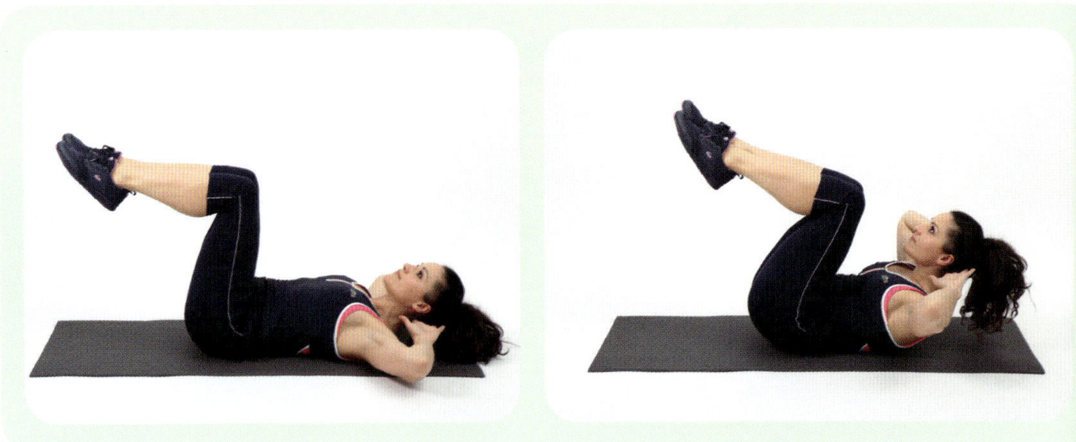

7. Abdos latéraux (tenter de toucher du genou droit le coude gauche, et inversement : voir exercices), 1 série pour chaque côté : atteindre 15 à 20 répétitions.

8. Pompes prise serrée*, 1 série : atteindre 5 à 7 répétitions.

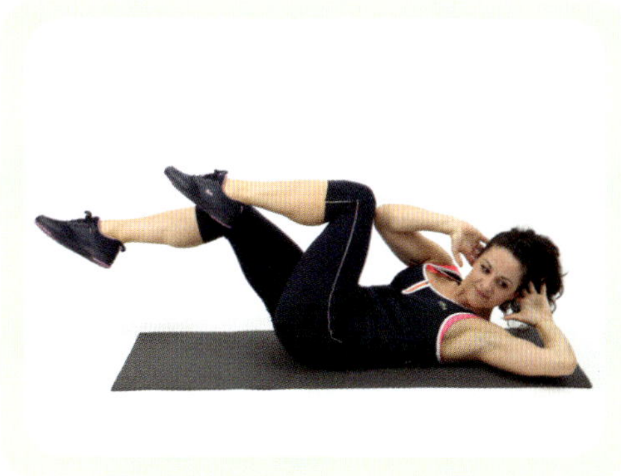

9. Squats au poids de corps, 1 série : atteindre 20 à 30 répétitions.

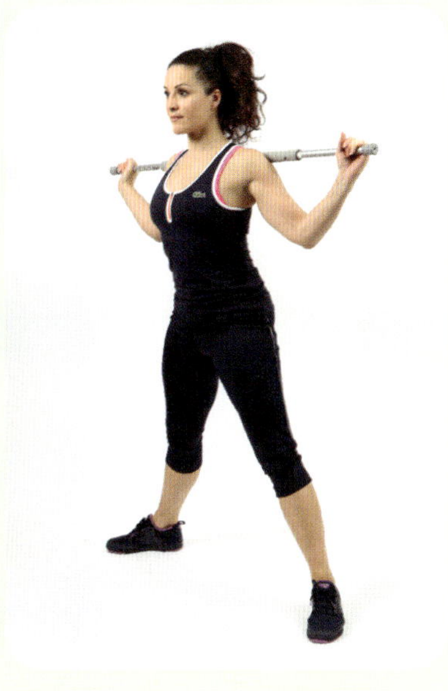

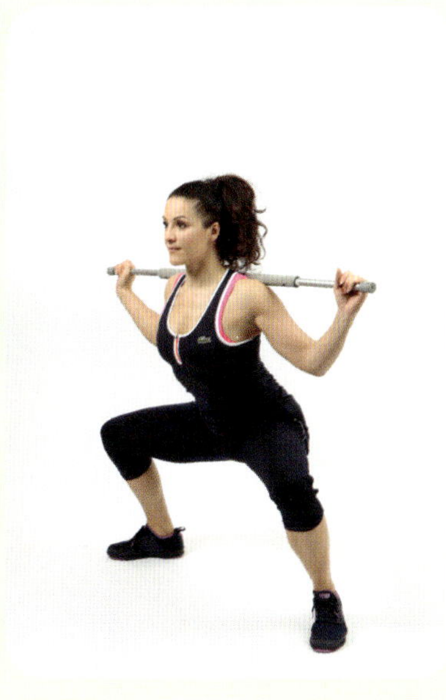

---

* Placer les mains à la largeur des épaules.

- *2 minutes de repos*

10. Squats sautés (en remontant, donner une impulsion pour décoller, effectuer une redescente contrôlée ; et recommencer), 1 série : atteindre 10 répétitions.

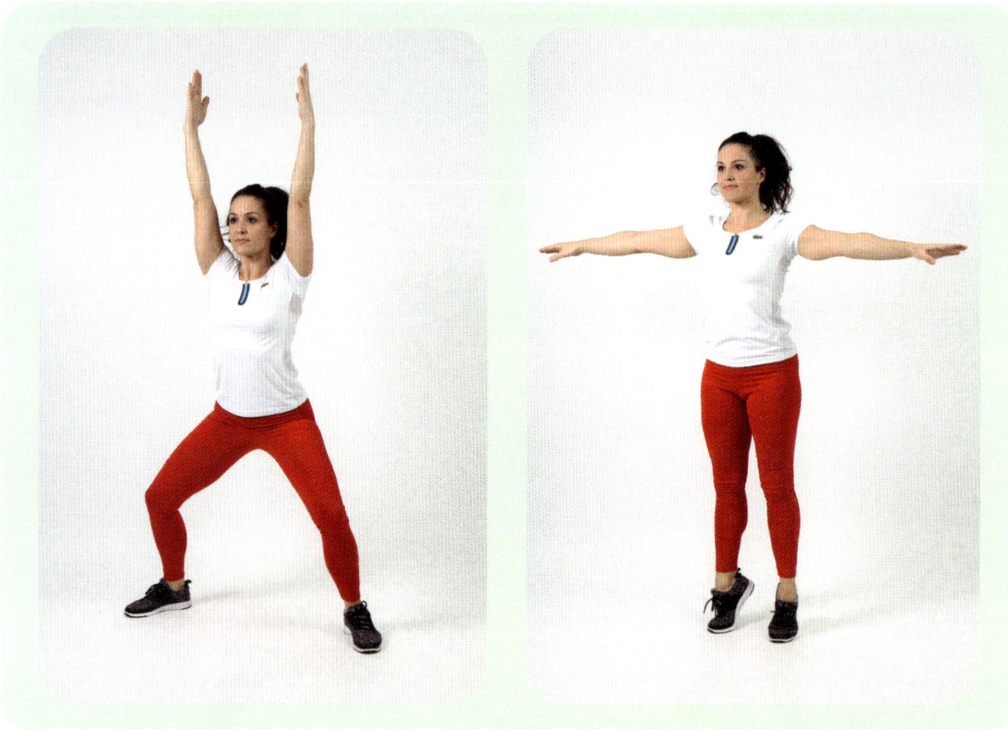

- *2 minutes de repos*

11. Extension des mollets debout (avec appui sur une petite marche), 1 série : atteindre 20 répétitions.

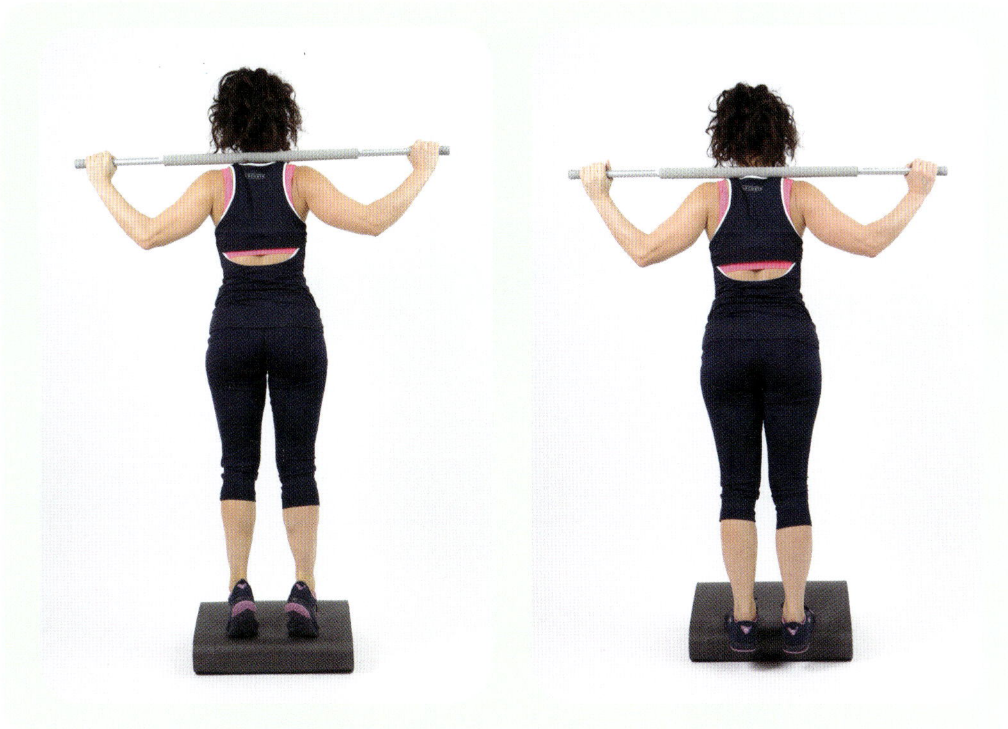

Réalisez ce 1er cycle, prenez 5 minutes de repos, et recommencez dans le même ordre 1 ou 2 fois.

Mercredi (séance de 40-45 minutes)

1. Pompes classiques, 1 série : atteindre 10 répétitions au bout des 4 semaines.

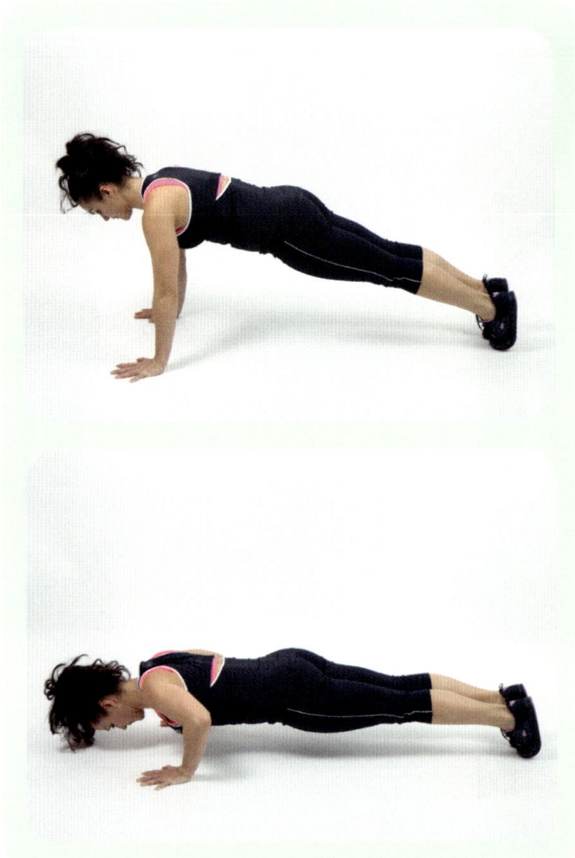

2. Pompes prise serrée, 1 série : atteindre 5 à 10 répétitions.

- *2 minutes de repos*

3. Triceps, 1 série : atteindre 3 à 5 répétitions.

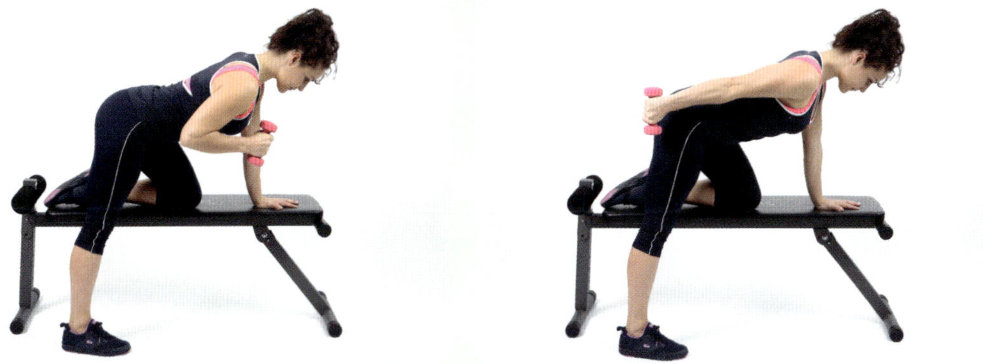

4. Pompes classiques, 1 série : atteindre 10 répétitions.

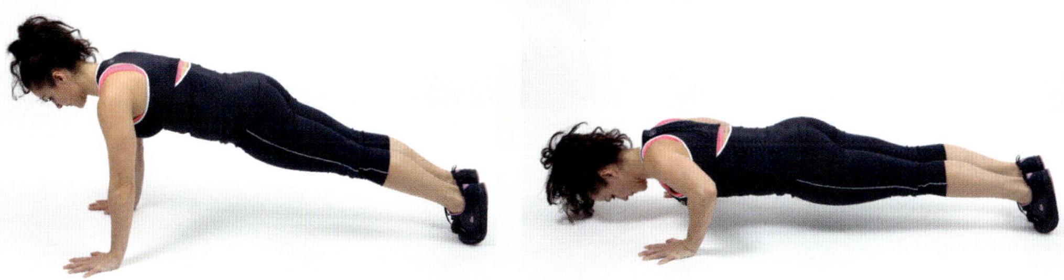

- *1 minute de repos*

5. Pompes classiques, 1 série : atteindre 10 à 15 répétitions au bout de 4 semaines.

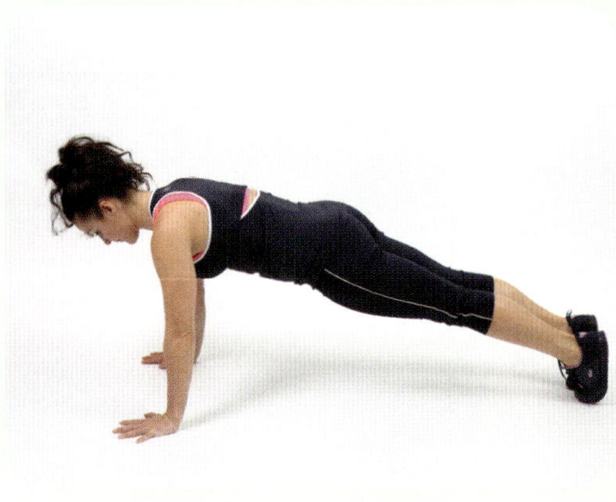

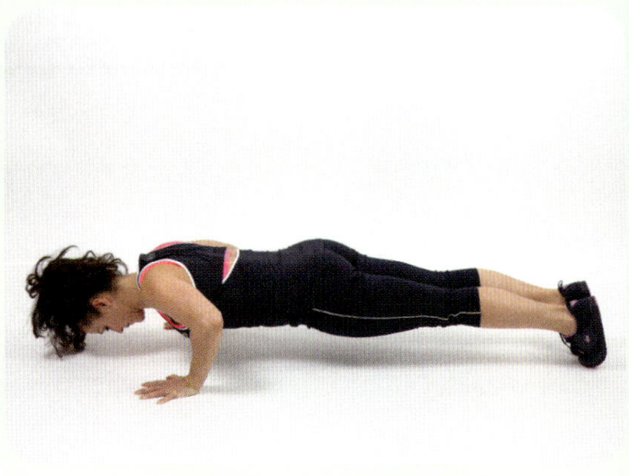

- *2 minutes de repos*

6. Crunch, 1 série : atteindre 30 répétitions.

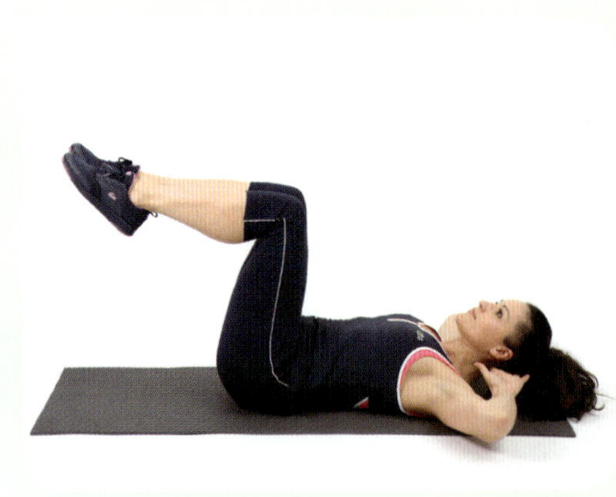

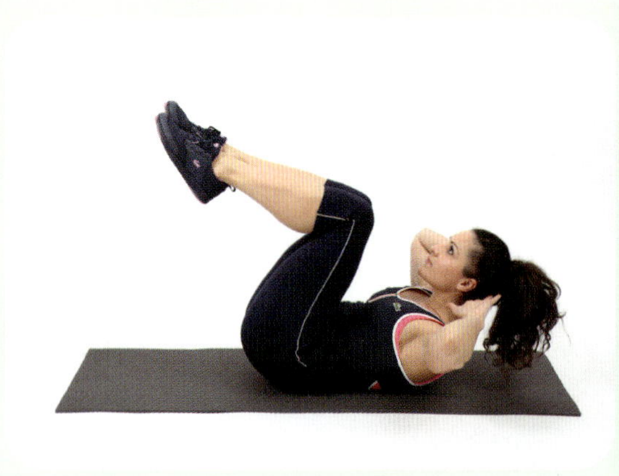

7. Abdos latéraux obliques (tenter de toucher du genou droit le coude gauche, et inversement), 1 série pour chaque côté : atteindre 15 à 20 répétitions.

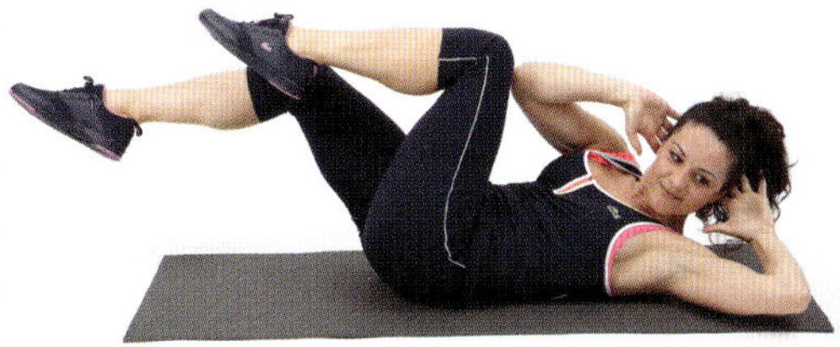

Réalisez ce 1er cycle, prenez 5 minutes de repos, et recommencez dans le même ordre 1 ou 2 fois.

Vendredi (séance d'environ 30 minutes)

1. Crunch, ou enroulement de bassin, 1 série : atteindre 30 répétitions au bout des 4 semaines.

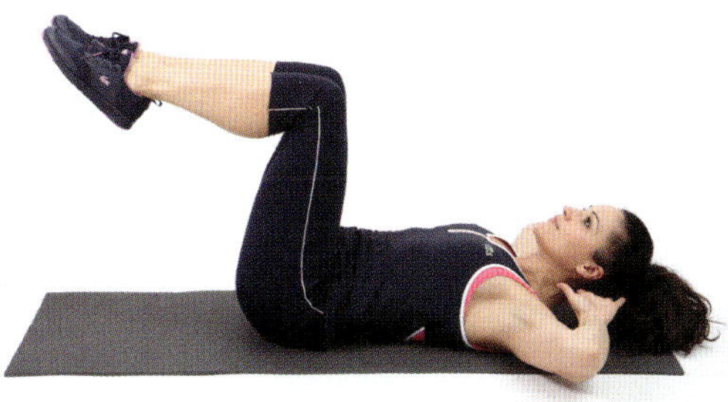

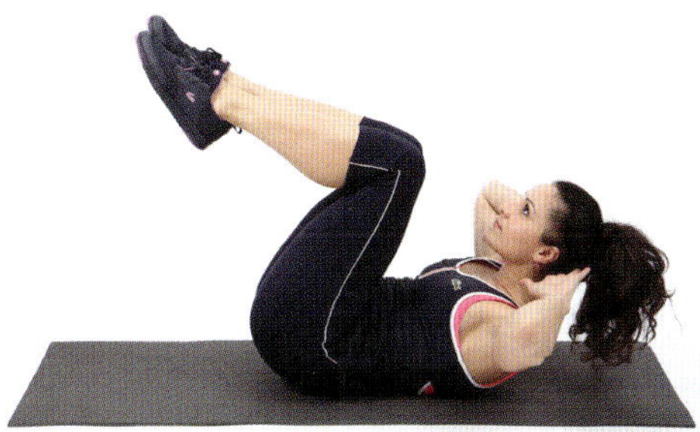

2. Abdos latéraux (tenter de toucher du genou droit le coude gauche, et inversement), 1 série pour chaque côté : atteindre 15 à 20 répétitions.

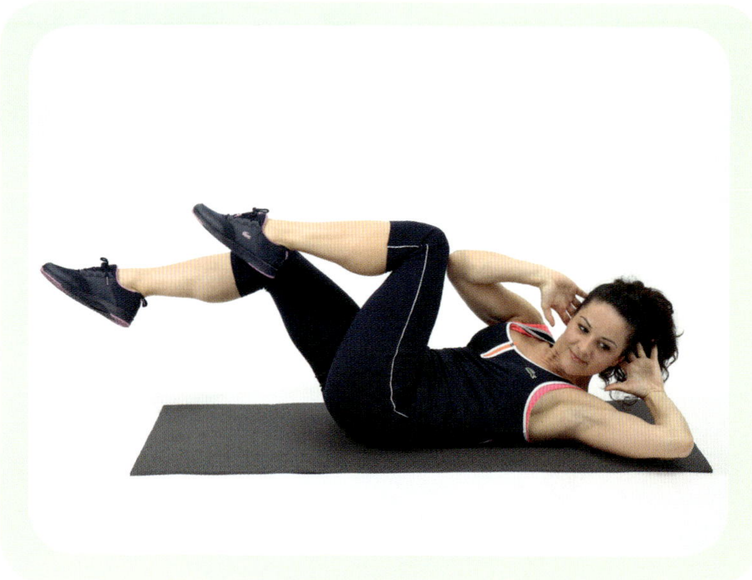

3. Pompes prise serrée, 1 série : atteindre 5 à 7 répétitions.

4. Squats au poids de corps, 1 série : atteindre 20 à 25 répétitions.

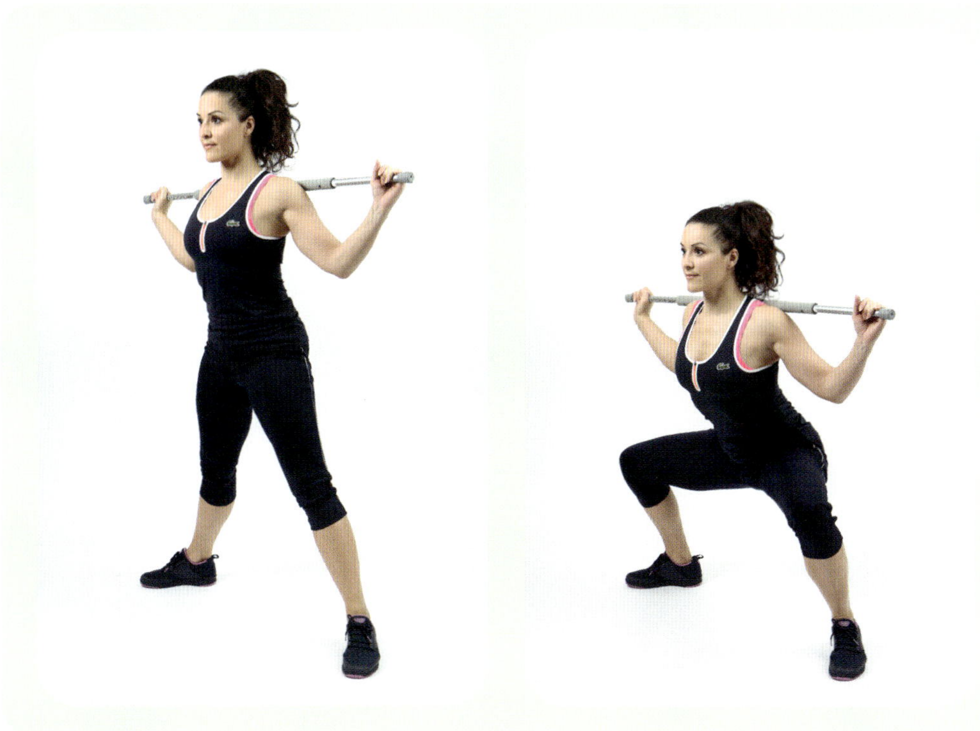

2 minutes de repos

5. Squats sautés, 1 série : atteindre 10 répétitions.

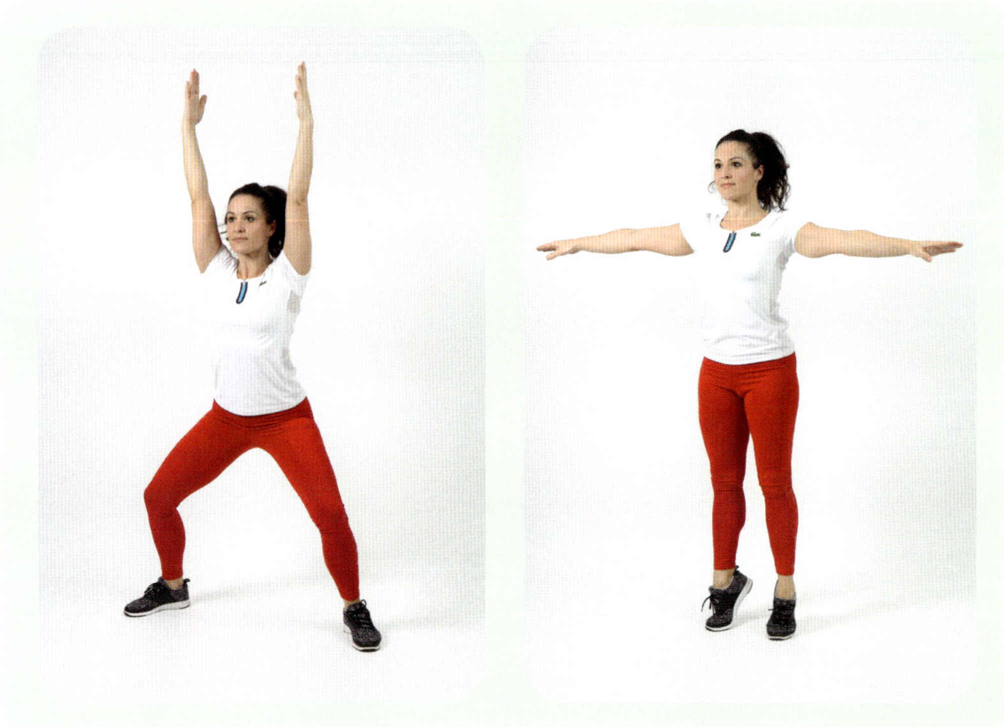

2 minutes de repos

6. Extension des mollets debout, 1 série : atteindre 20 répétitions.

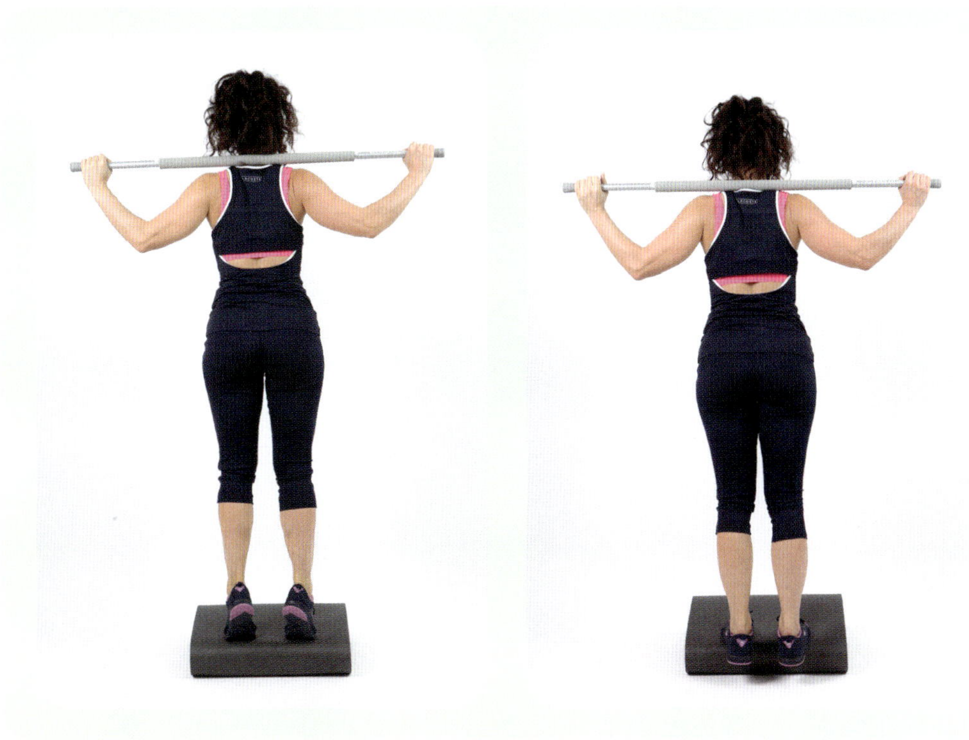

7. Fentes, 2 séries (1 minute de repos entre chaque série) : atteindre 10 répétitions.

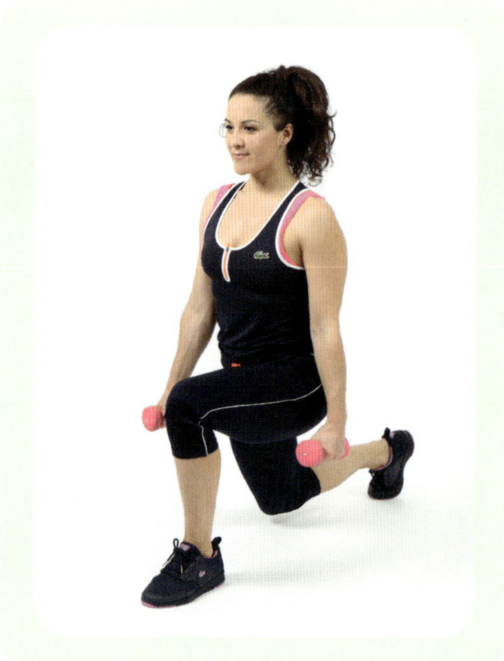

Réalisez ce 1er cycle, prenez 3 minutes de repos, et recommencez dans le même ordre 1 ou 2 fois. Si les objectifs sont atteints au bout du 1er mois, continuez en essayant d'atteindre plus de répétitions.

Au bout du 2e voire 3e mois, passez au grade supérieur.

Niveau 2 : je progresse

Entraînement (2 ou 3 séances)

1. Lundi : Haut du corps
2. Mercredi : Full-body
3. Vendredi : Bas du corps

Lundi (séance de 40 minutes)

1. Écarté couché avec haltères, 1 série : atteindre 10 répétitions au bout de 4 semaines.

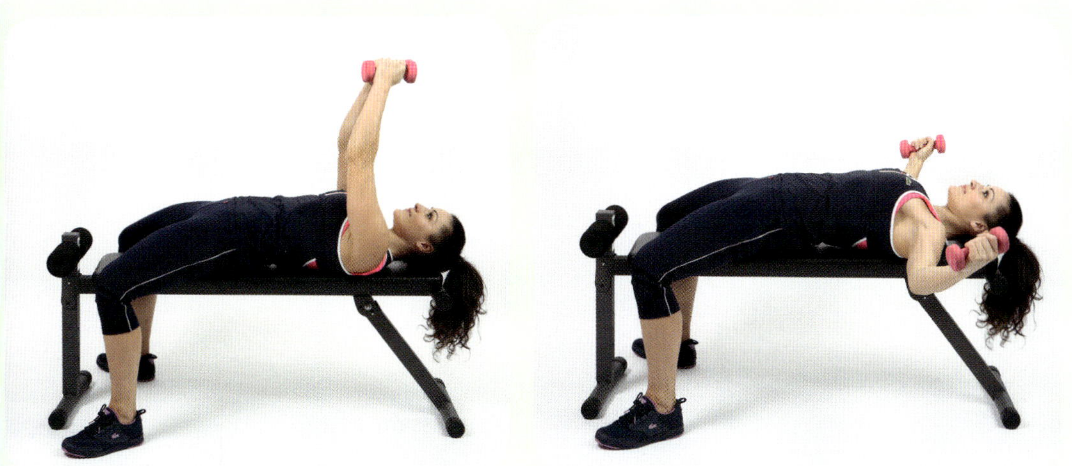

2. Pompes prise serrée, 1 série : atteindre 5 à 10 répétitions au bout de 4 semaines.

3. Triceps, 1 série : atteindre 10 à 15 répétitions au bout de 4 semaines.

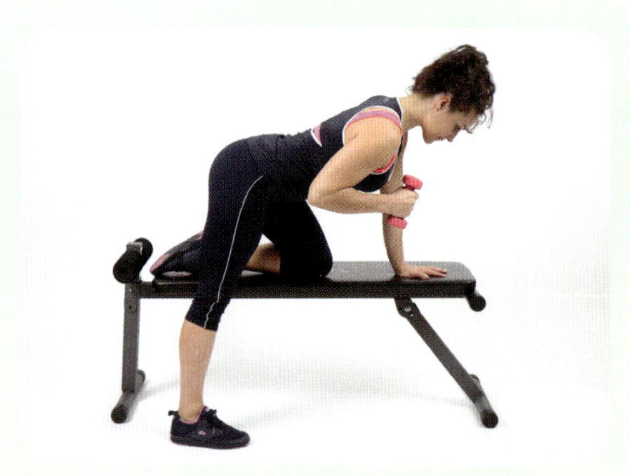

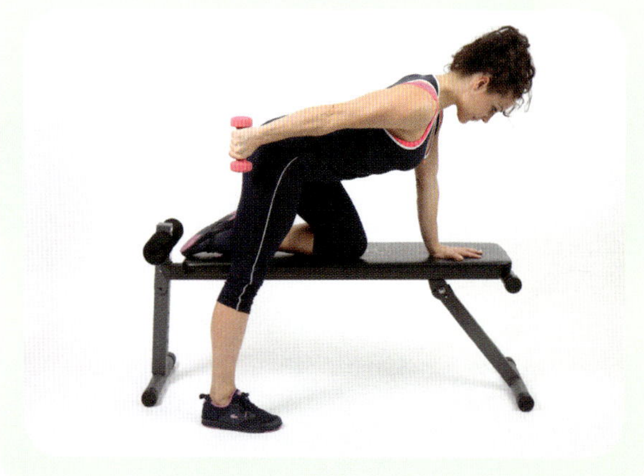

- *2 minutes de repos*

4. Biceps avec haltères alternés, 1 série : atteindre 10 répétitions au bout de 4 semaines.

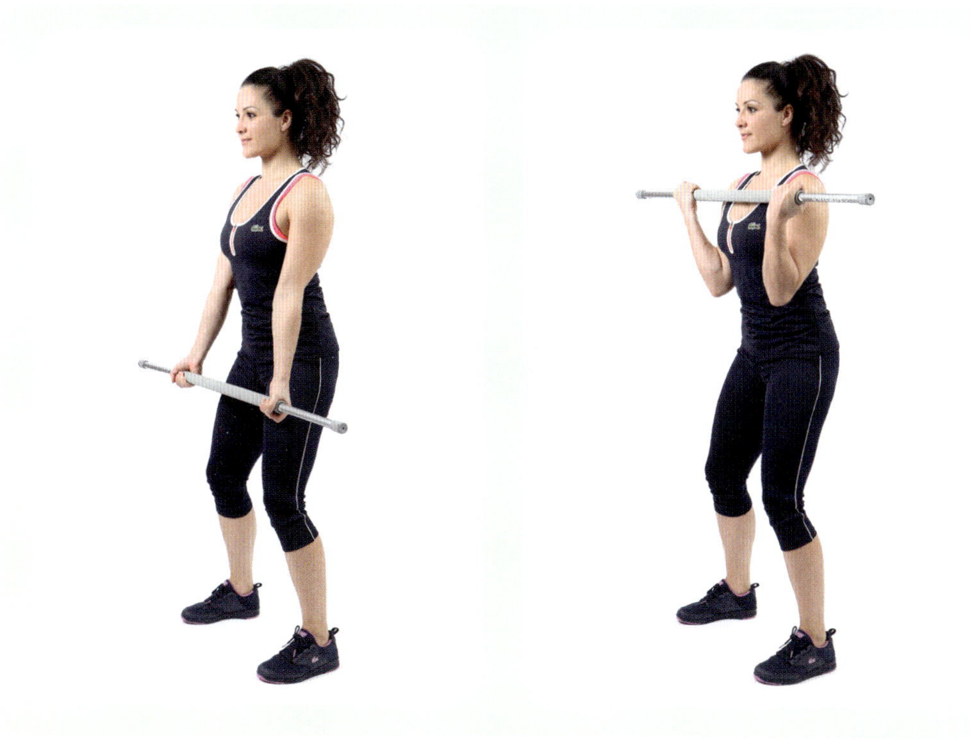

5. Good morning, 1 série : atteindre 10 à 15 répétitions au bout de 6 semaines.

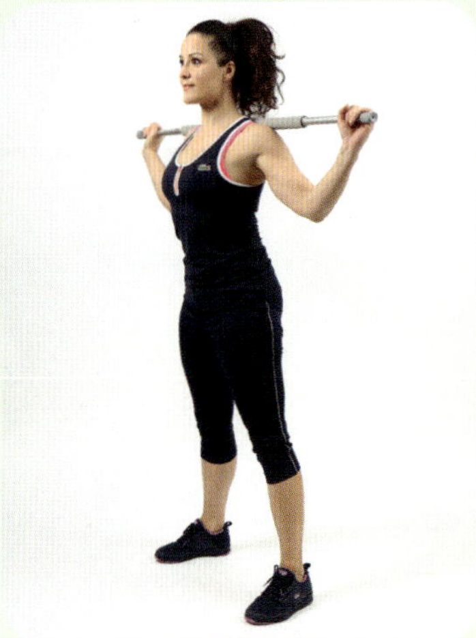

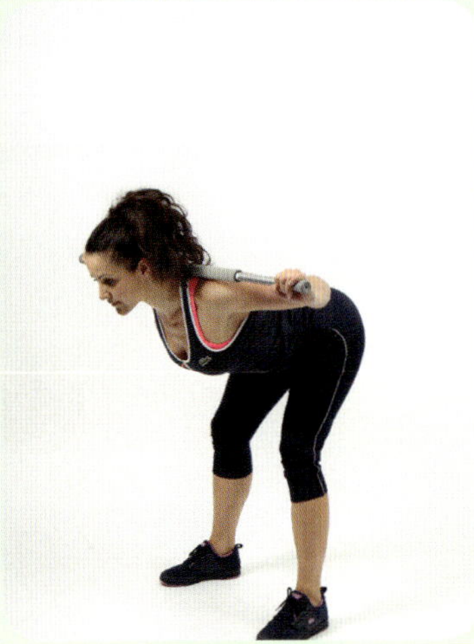

- *1 minute de repos*

6. Pompes classiques, 1 série : atteindre 10 à 15 répétitions au bout de 4 semaines.

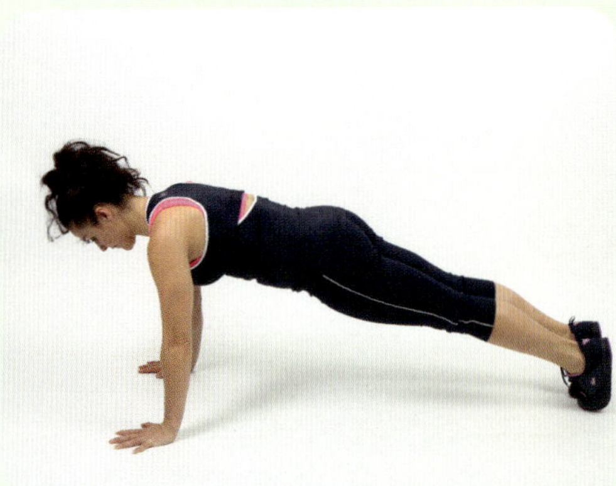

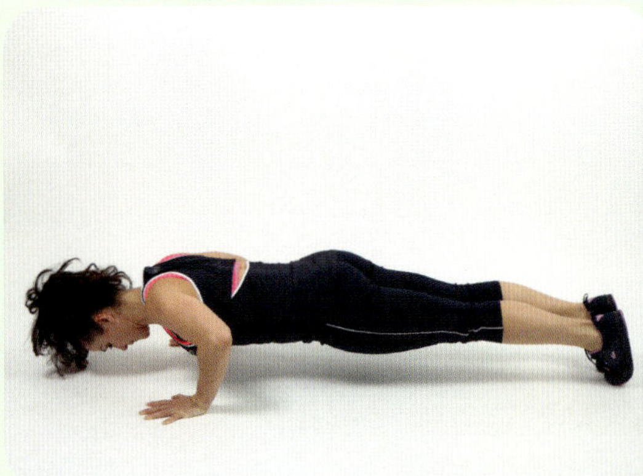

7. Triceps, 1 série : atteindre 10 à 15 répétitions au bout de 4 semaines.

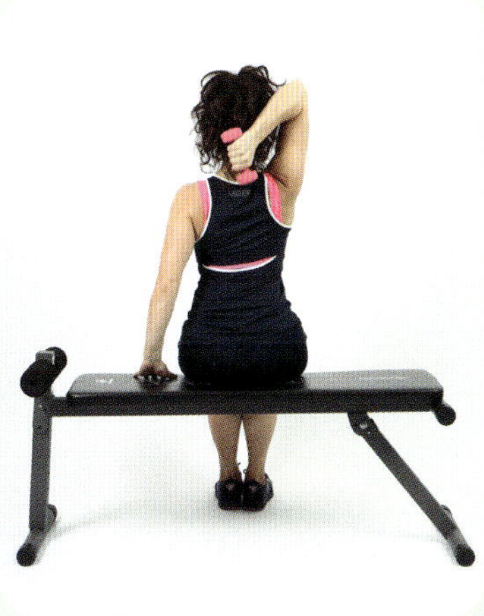

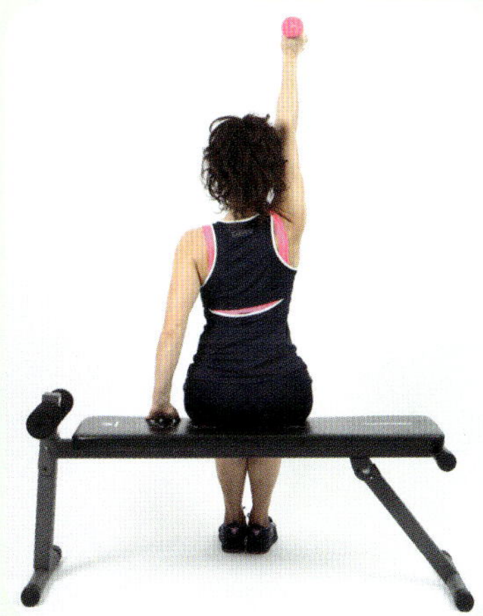

- *2 minutes de repos*

8. Crunch, 1 série : atteindre 30 répétitions au bout de 4 semaines.

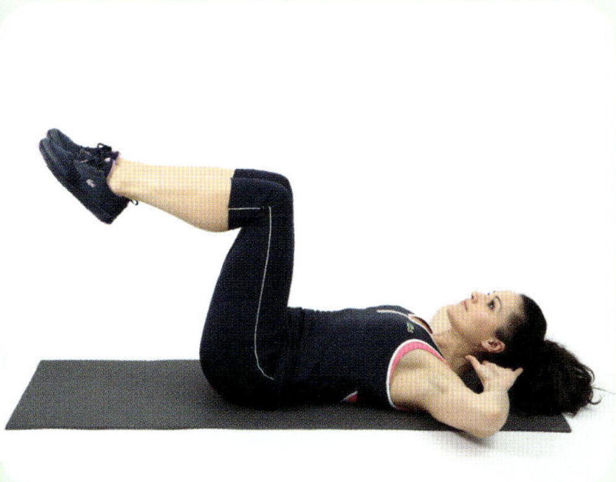

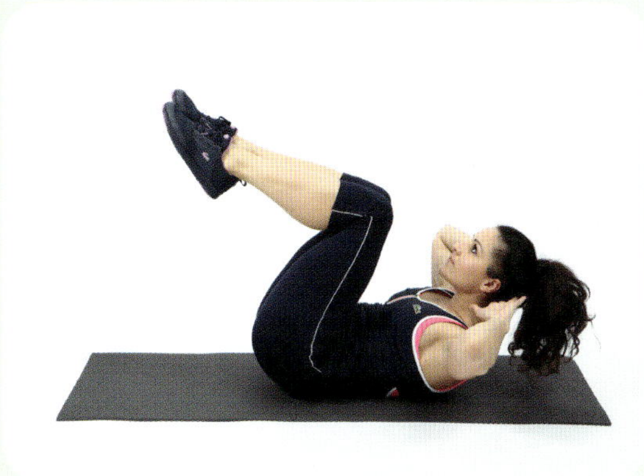

9. Abdos latéraux, 1 série : atteindre 15 à 20 répétitions au bout de 4 semaines.

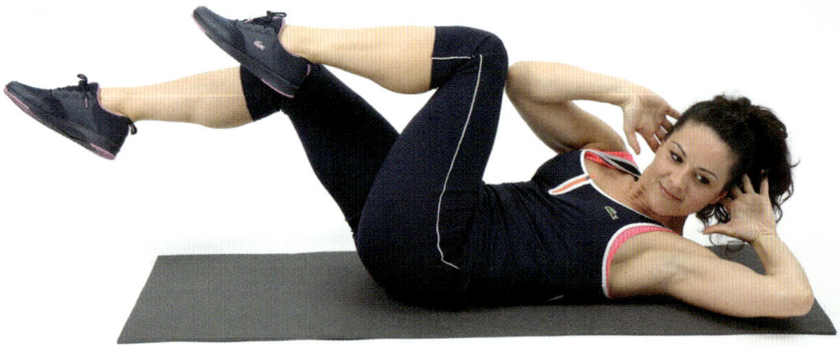

Réalisez ce 1er cycle, prenez 3 minutes de repos, et recommencez dans le même ordre 1 ou 2 fois.

Mercredi (séance de 60 minutes)

1. Écarté couché, 1 série : atteindre 10 répétitions au bout de 4 semaines.

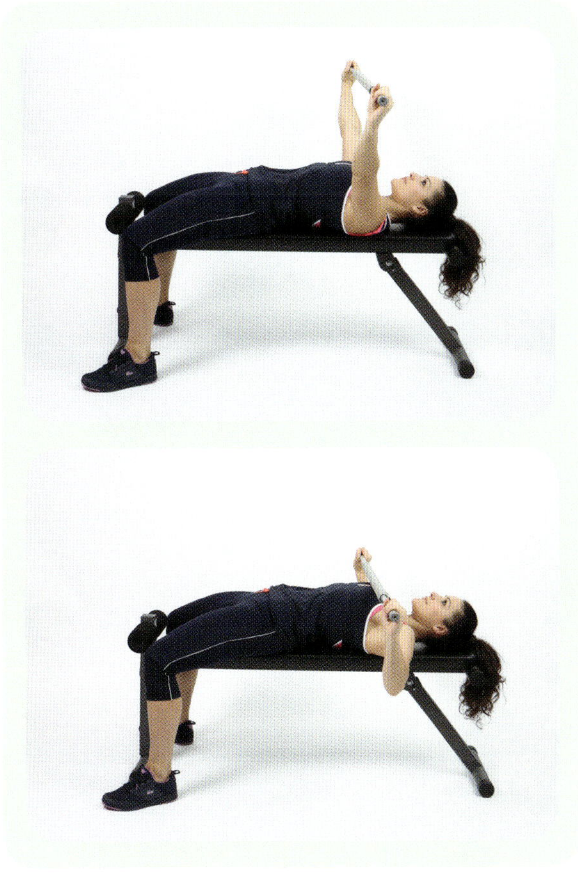

2. Pompes prise serrée, 1 série : atteindre 5 à 10 répétitions au bout de 4 semaines.

- *2 minutes de repos*

3. Fentes, 1 série : atteindre 15 répétitions au bout de 4 semaines.

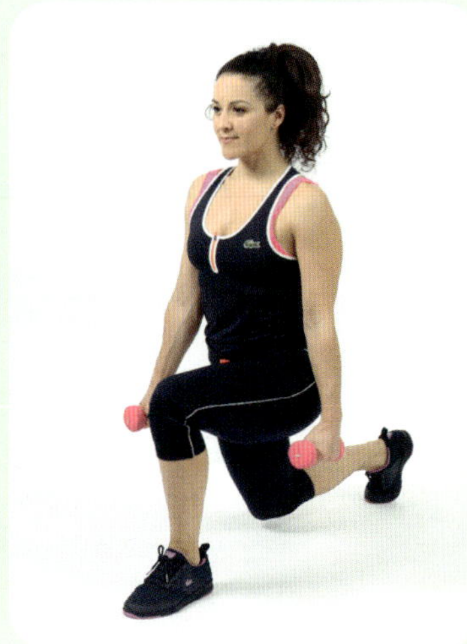

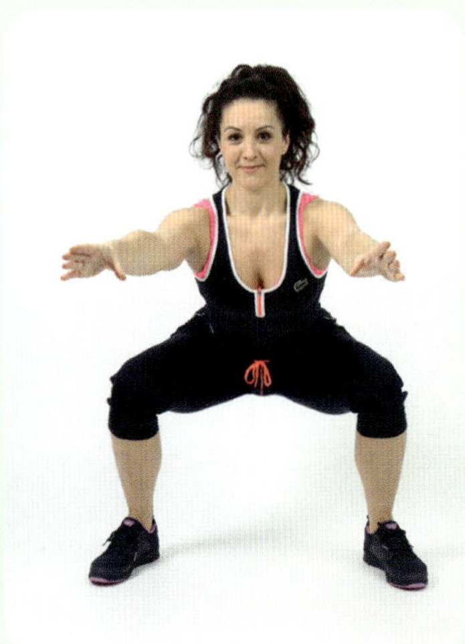

4. Squat, 1 série : atteindre 20 répétitions au bout de 4 semaines.

- *1 minute de repos*

5. Pompes classiques, 1 série : atteindre 10 à 15 répétitions au bout de 4 semaines.

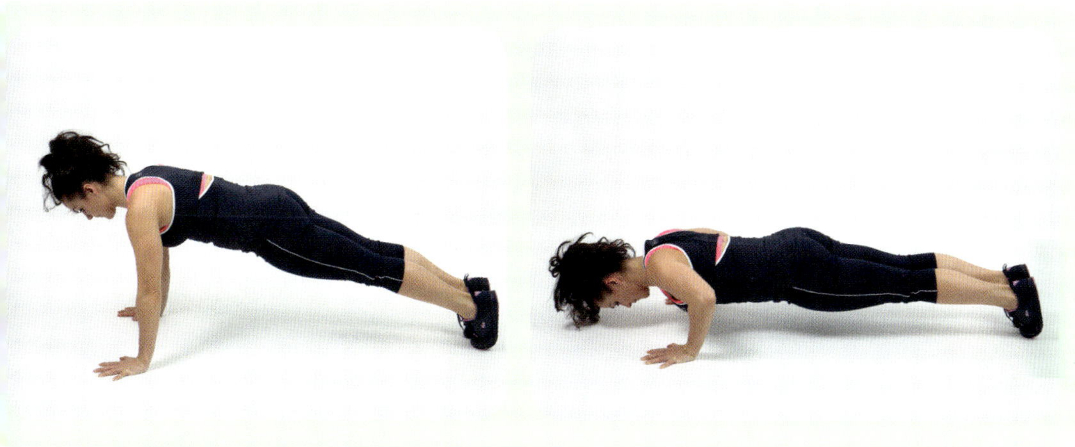

6. Triceps, 1 série : atteindre 10 à 15 répétitions au bout de 4 semaines.

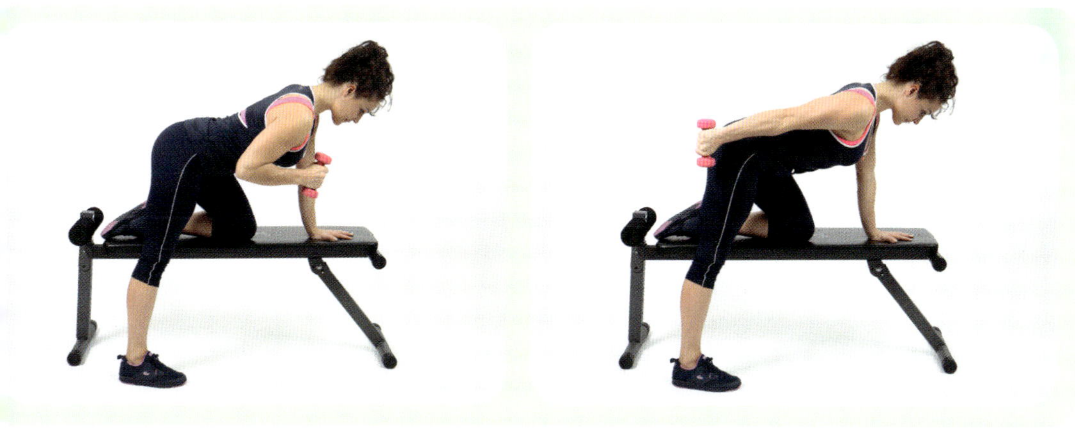

- *2 minutes de repos*

7. Crunch, 1 série : atteindre 30 répétitions au bout de 4 semaines.

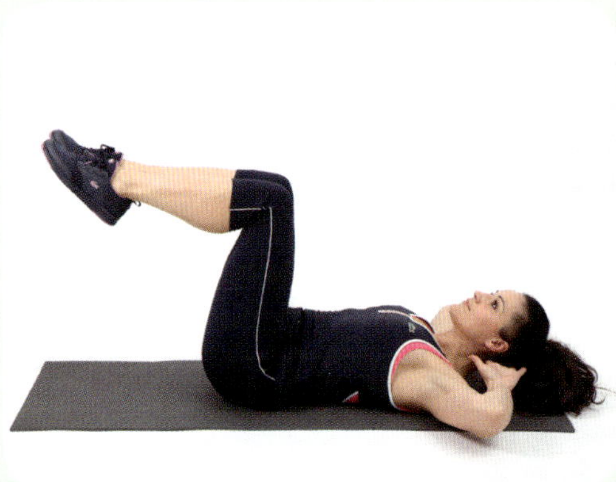

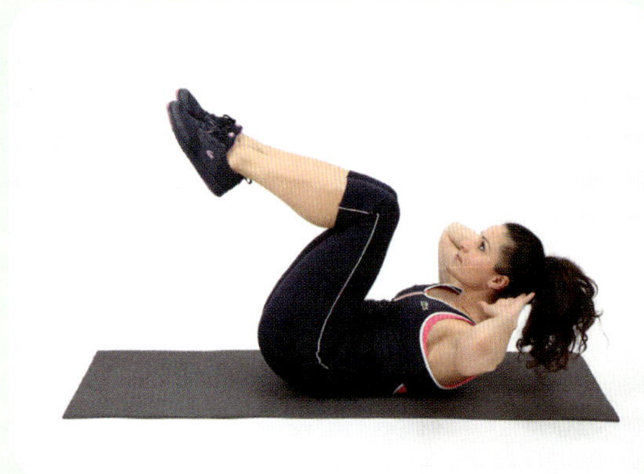

8. Abdos latéraux, 1 série pour chaque côté : atteindre 15 à 20 répétitions au bout de 4 semaines.

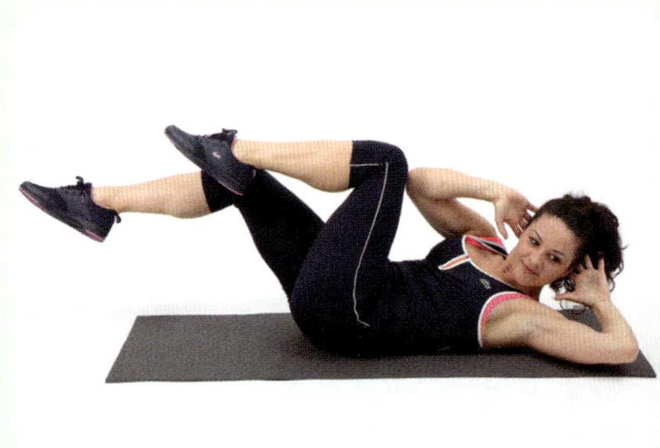

- *2 minutes de repos*

9. Squats au poids de corps, 1 série : atteindre 30 à 40 répétitions au bout de 4 semaines.

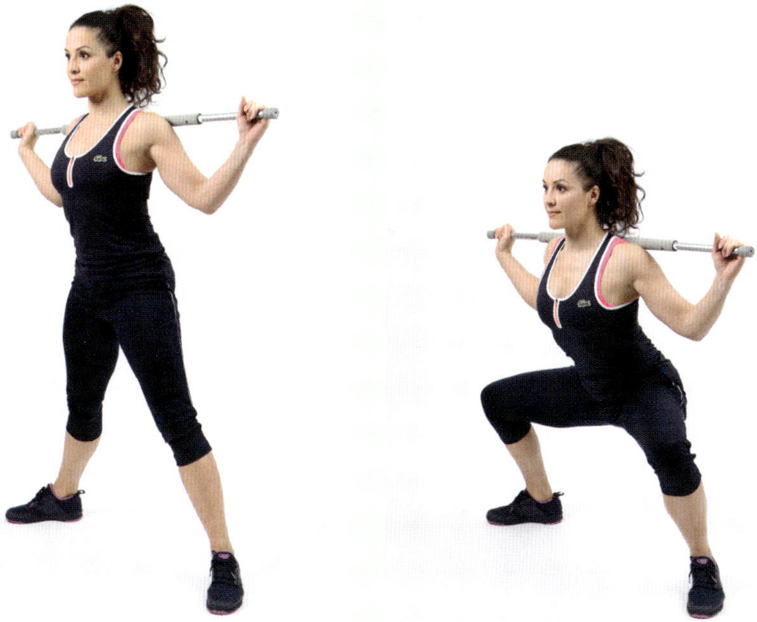

- *2 minutes de repos*

10. Squats sautés (en remontant, donner une impulsion pour décoller, effectuer une redescente contrôlée ; et recommencer), 1 série : atteindre 20 répétitions au bout de 4 semaines.

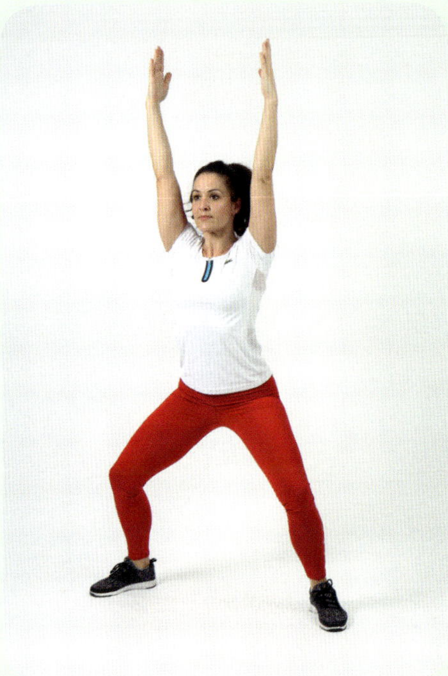

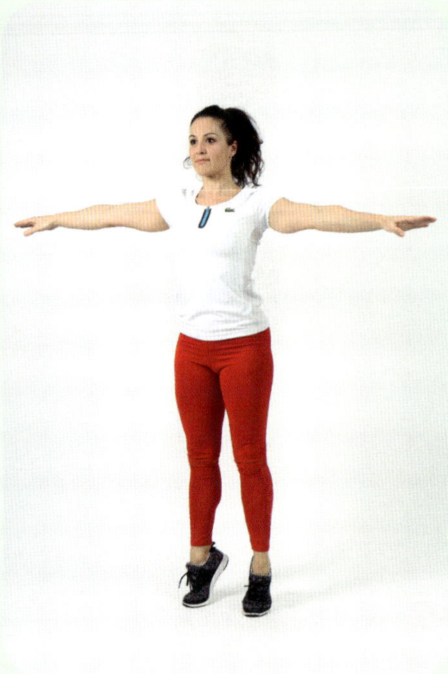

- *2 minutes de repos*

11. Extension des mollets debout, 2 séries (30 secondes de repos entre chaque série) : atteindre 20 répétitions au bout de 4 semaines.

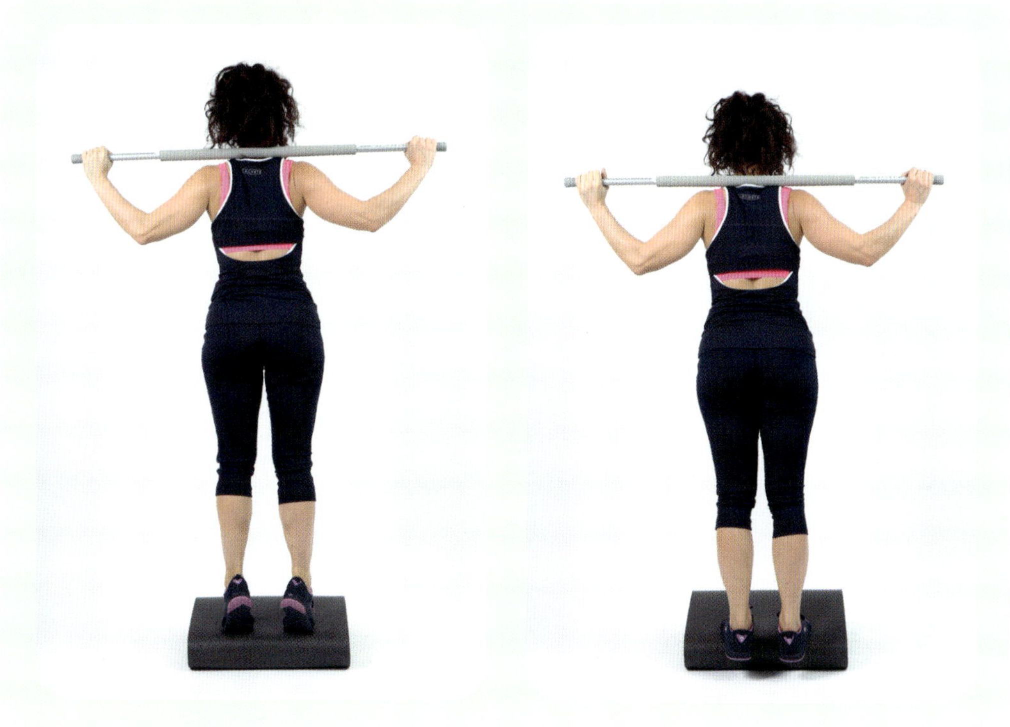

Réalisez ce 1er cycle, prenez 3 minutes de repos, et recommencez dans le même ordre 1 ou 2 fois.

Vendredi (séance de 45 minutes)

1. Crunch, 1 série : atteindre 30 répétitions au bout de 4 semaines.

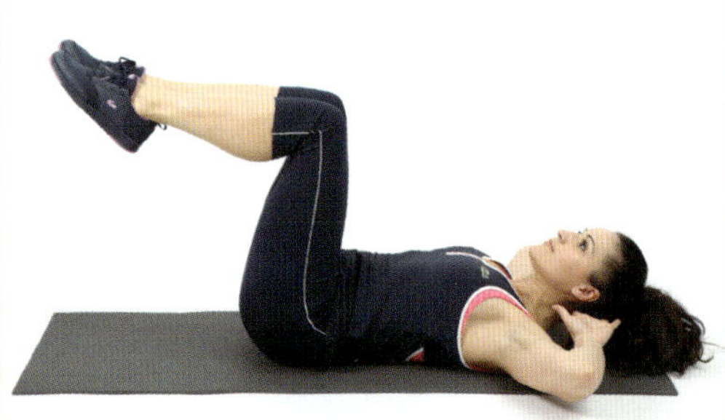

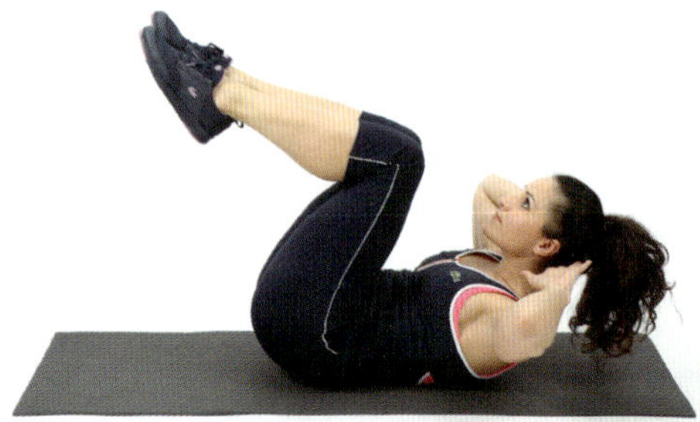

2. Abdos latéraux, 1 série pour chaque côté : atteindre 15 à 20 répétitions au bout de 4 semaines.

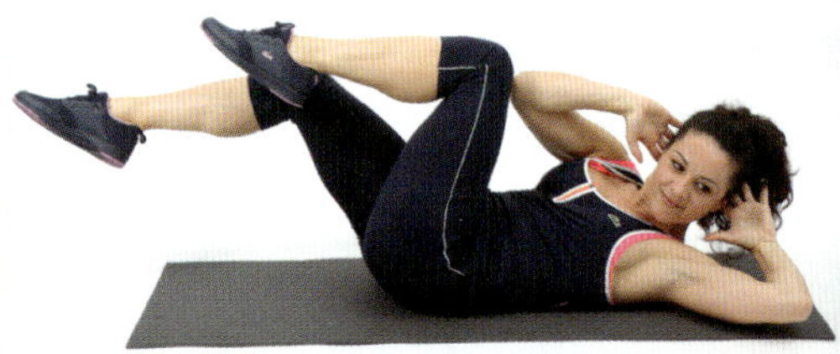

- *1 minute de repos*

3. Squats au poids de corps, 1 série : atteindre 30 à 40 répétitions au bout de 4 semaines.

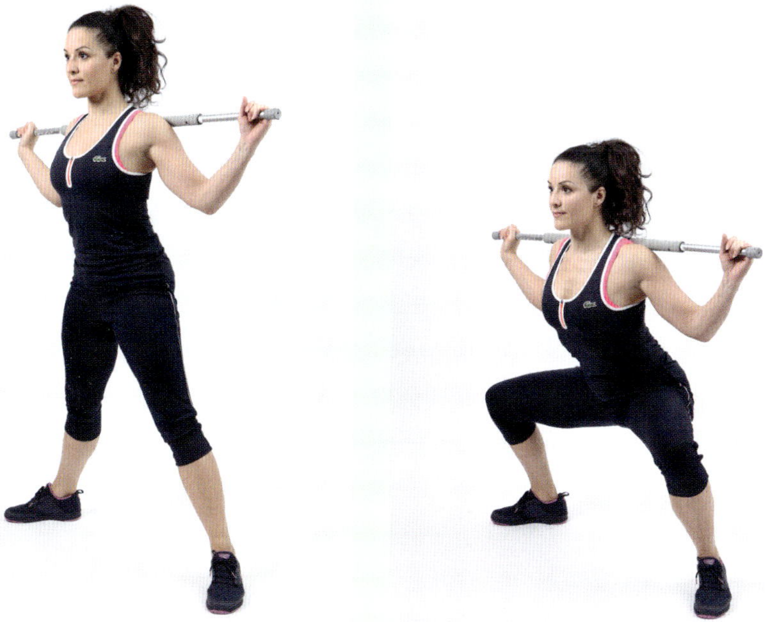

- *1 minute de repos*

4. Fentes, 1 série : atteindre 15 à 20 répétitions au bout de 4 semaines.

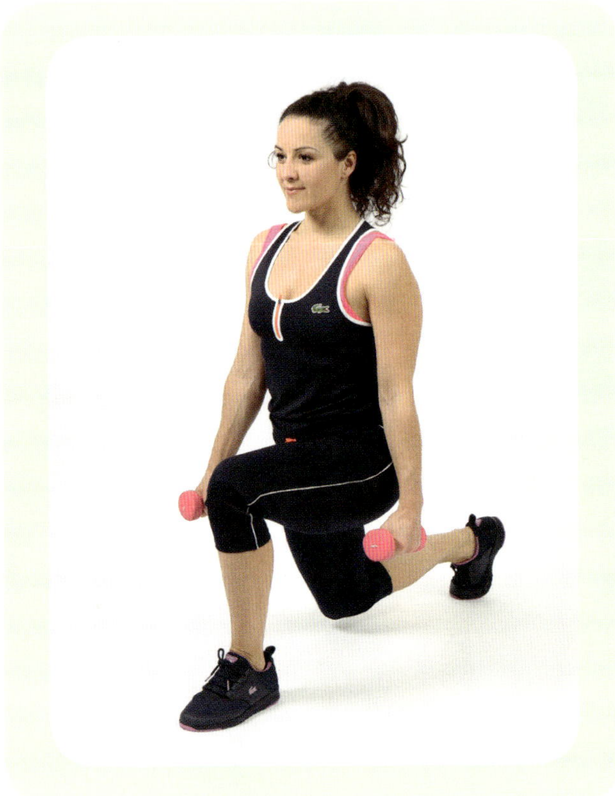

5. Squats sautés (en remontant, donner une impulsion pour décoller, effectuer une redescente contrôlée ; et recommencer), 1 série : atteindre 20 répétitions au bout de 4 semaines.

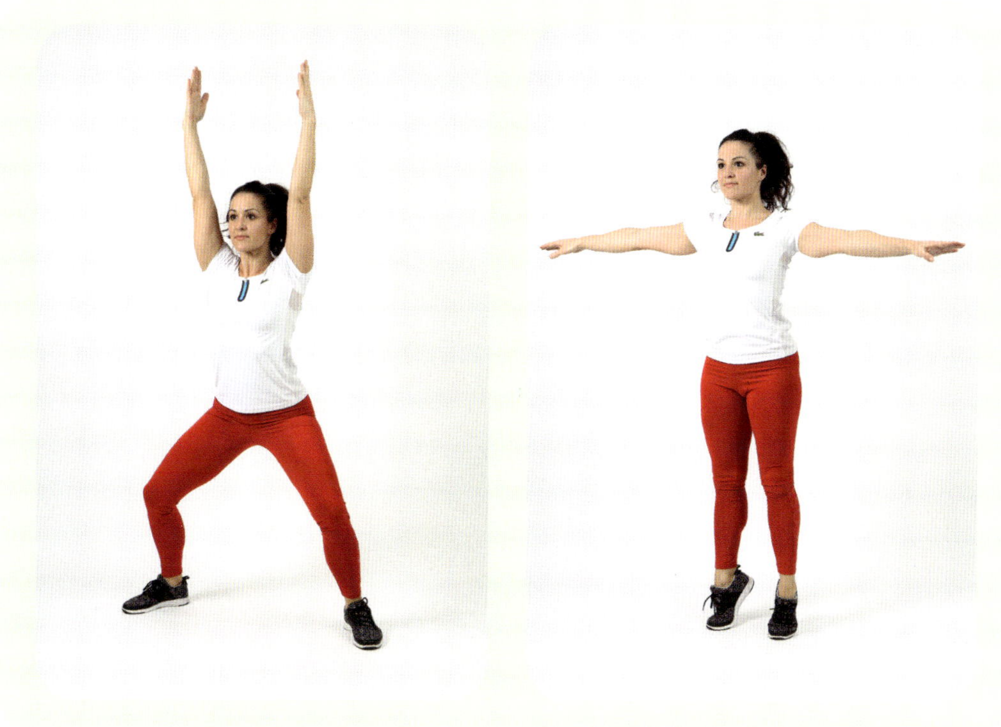

- *1 minute de repos*

6. Extension des mollets debout, 2 séries (30 secondes de repos entre chaque série) : atteindre 30 répétitions au bout de 4 semaines.

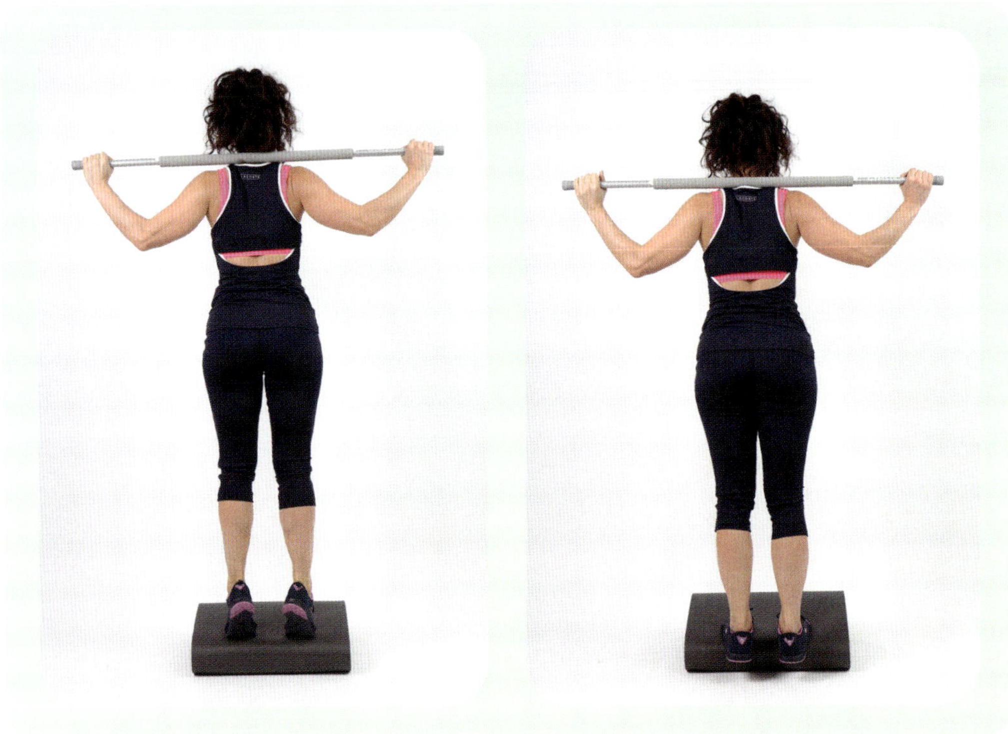

Réalisez ce 1er cycle, prenez 2 minutes de repos, et recommencez dans le même ordre 1 ou 2 fois.

Niveau 3 : avancé (4 séances)

1. Lundi, mercredi : Haut du corps
2. Mardi, samedi : Bas du corps

Lundi et mercredi (séances de 50 minutes)

1. Pompes prise serrée, 1 série : atteindre 20 répétitions au bout de 8 semaines.
2. Triceps, 1 série : atteindre 20 à 30 répétitions au bout de 6 semaines.

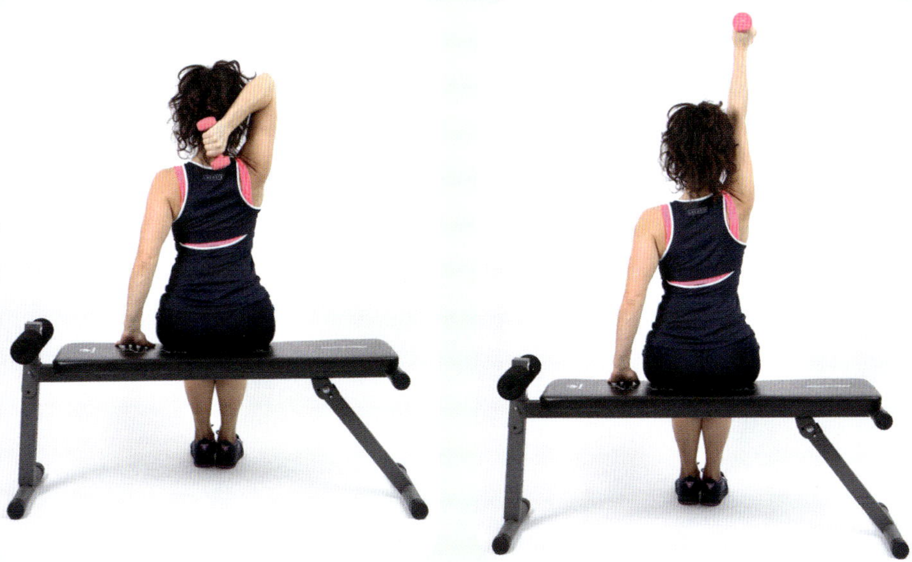

3. Pompes prise serrée, 1 série : atteindre 15 à 20 répétitions au bout de 8 semaines.

4. Triceps (changer les exercices), 1 série : atteindre 20 à 30 répétitions au bout de 4 semaines.

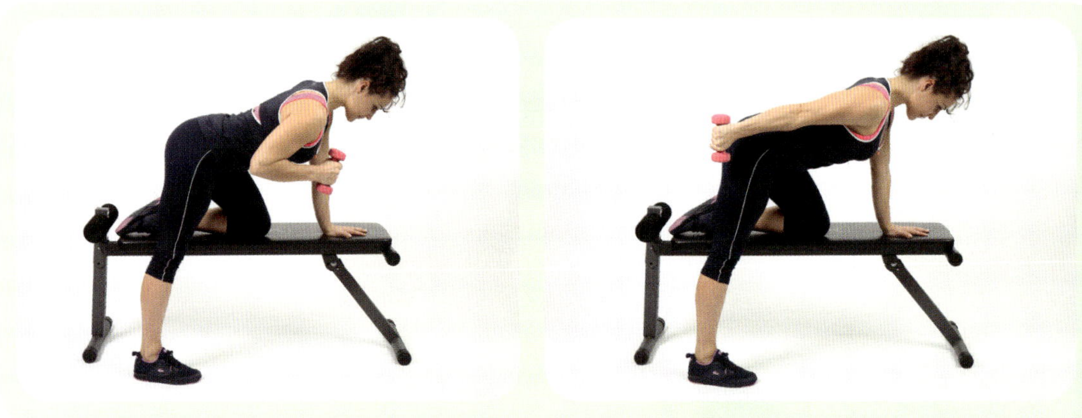

5. Pompes classiques, 1 série : atteindre 20 à 25 répétitions au bout de 4 semaines.

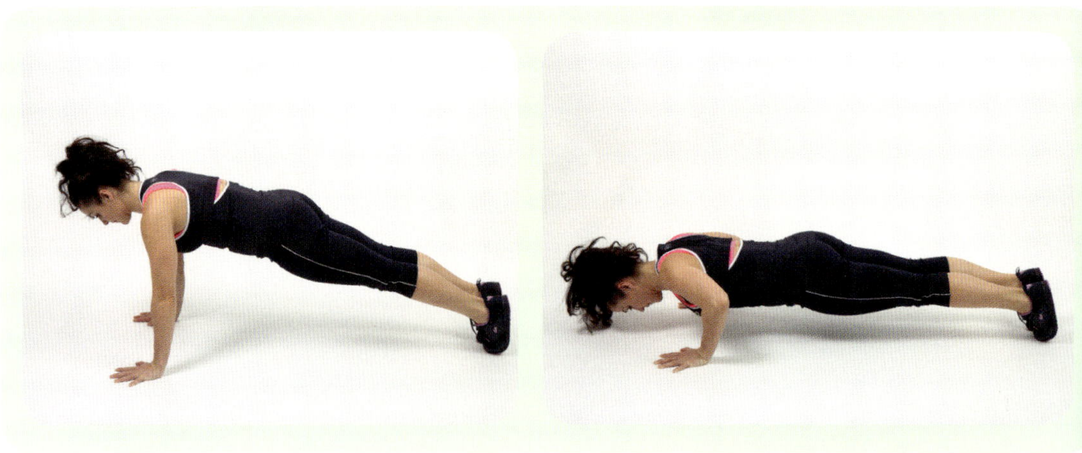

- *30 secondes de repos*

6. Pull-over, 1 série : atteindre 15 répétitions au bout de 4 semaines.

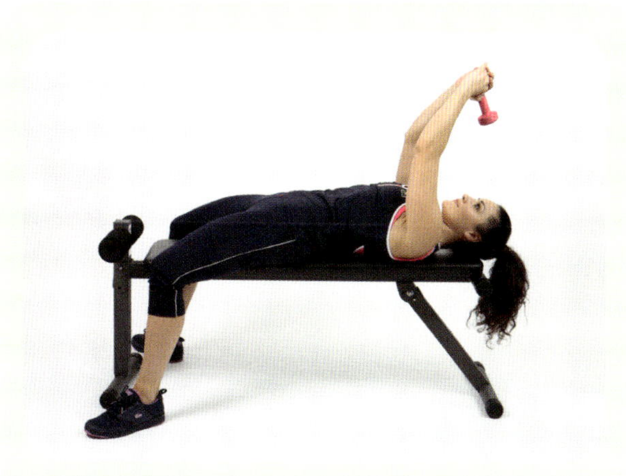

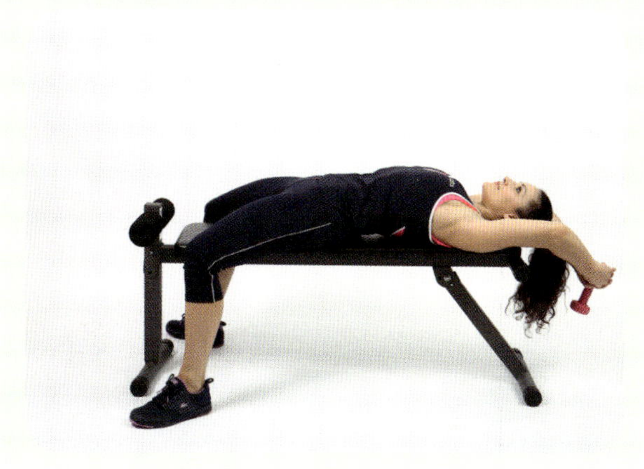

7. Good morning, 1 série : atteindre 30 à 40 répétitions au bout de 8 à 10 semaines.

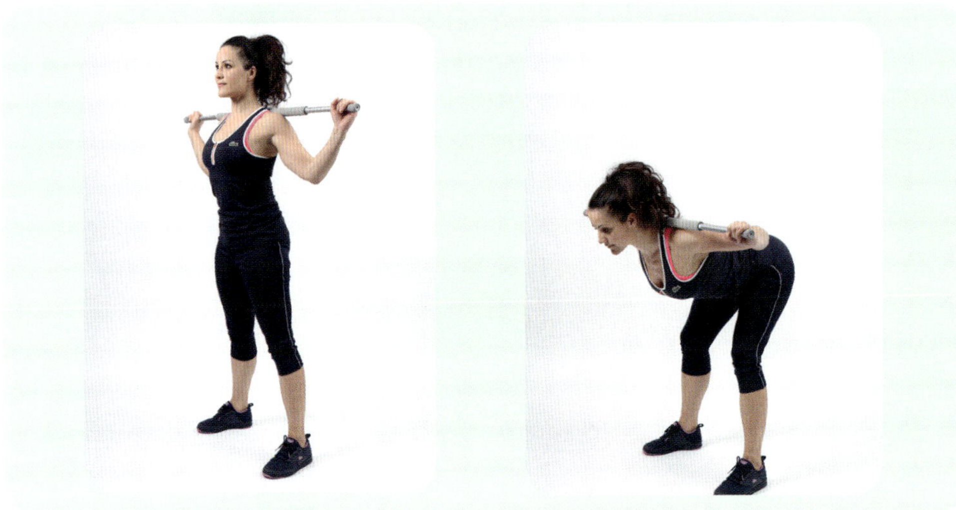

- *1 minute de repos*

8. Pompes classiques, 1 série : atteindre 10 à 15 répétitions au bout de 4 semaines.

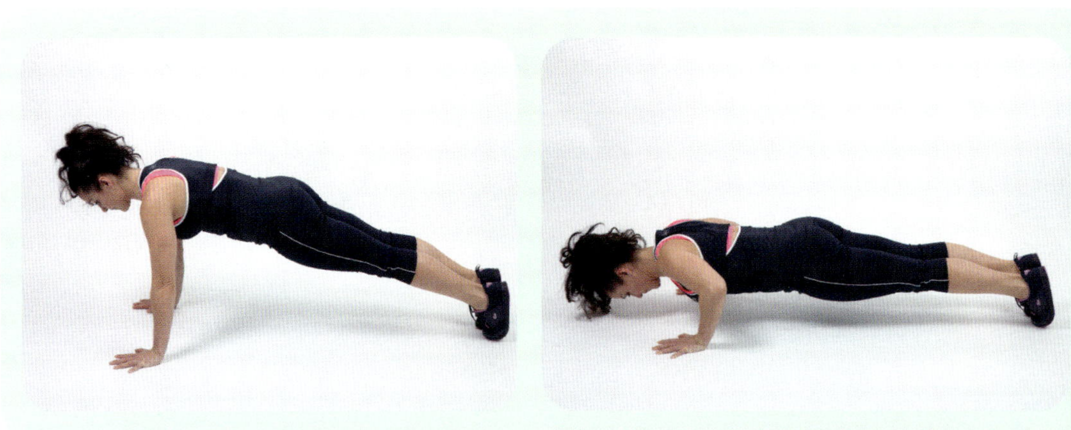

9. Triceps, 1 série : atteindre 10 à 15 répétitions au bout de 4 semaines.

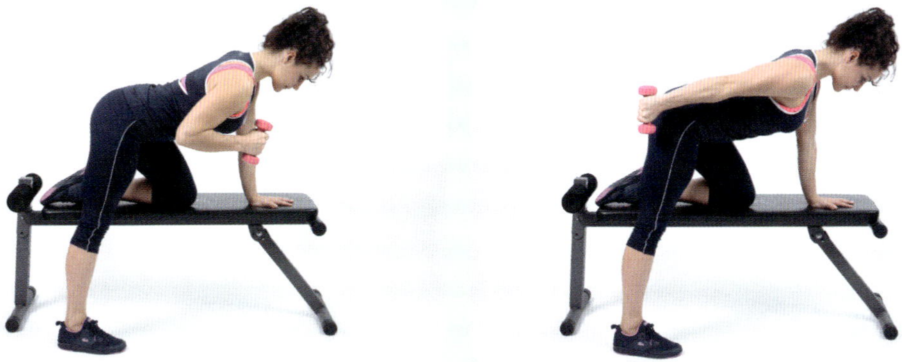

- *2 minutes de repos*

10. Crunch, 1 série : atteindre 30 répétitions au bout de 4 semaines.

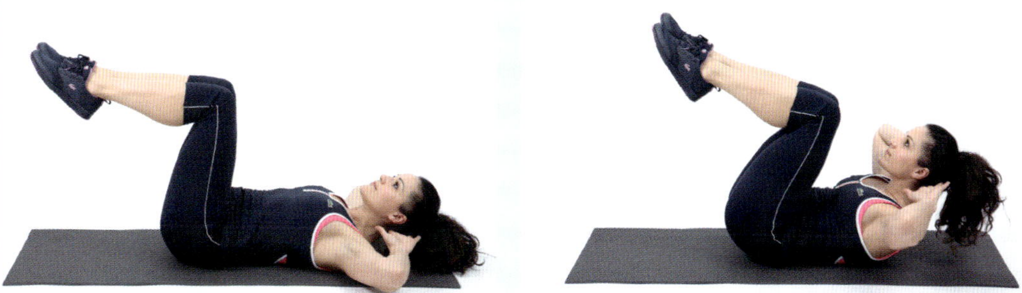

11. Abdos latéraux, 1 série : atteindre 15 à 20 répétitions au bout de 4 semaines.

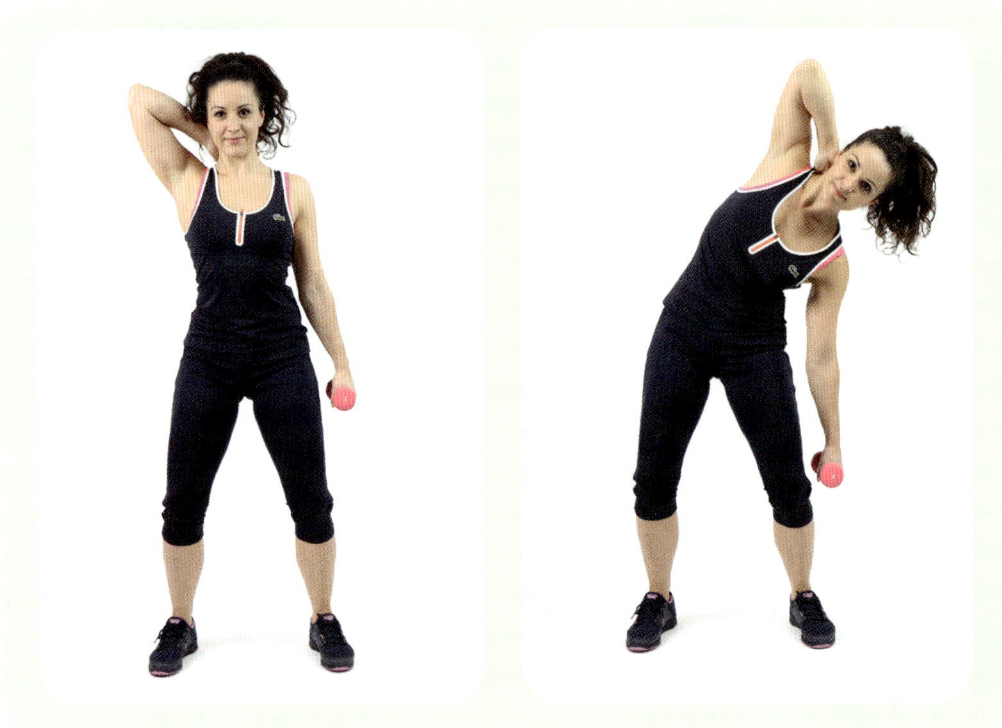

12. Pompes classiques, 1 série : chercher à atteindre 20 à 15 répétitions au bout de 4 semaines.

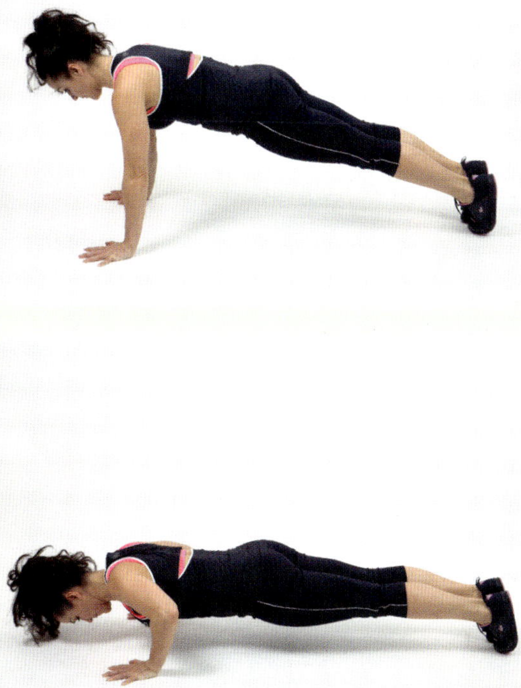

Réalisez ce 1er cycle, prenez 2 minutes de repos, et recommencez dans le même ordre 1 ou 2 fois.

Mardi et samedi (séances de 45-50 minutes)

1. Crunch, 1 série : atteindre 50 répétitions au bout de 4 semaines.

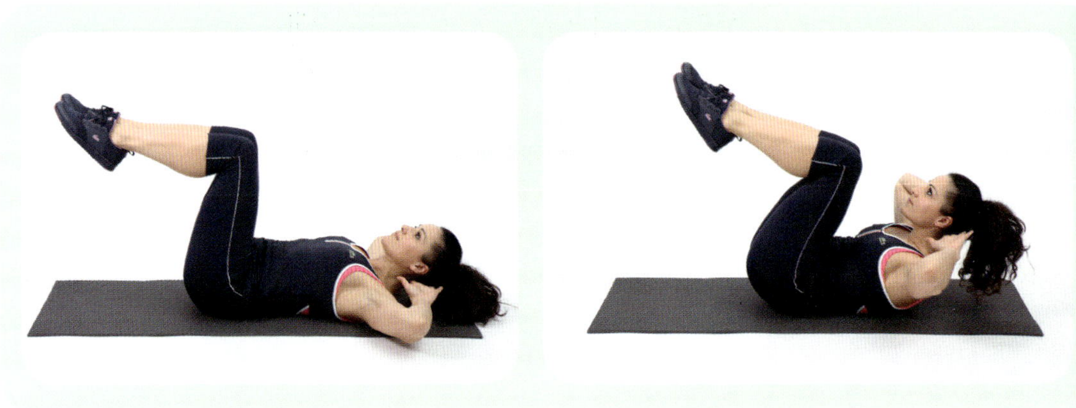

2. Gainage, 1 série : atteindre 1 minute 30 au bout de 4 semaines.

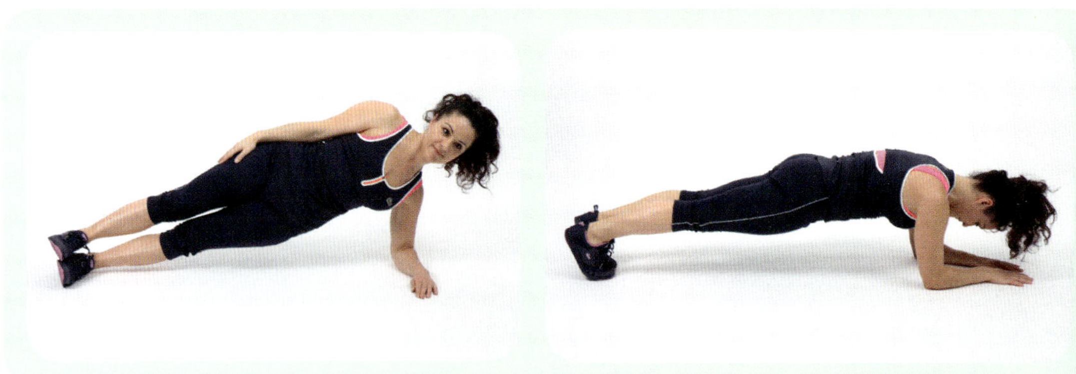

- *30 secondes de repos*

3. Squats au poids de corps, 1 série : atteindre 40 à 50 répétitions au bout de 4 semaines.

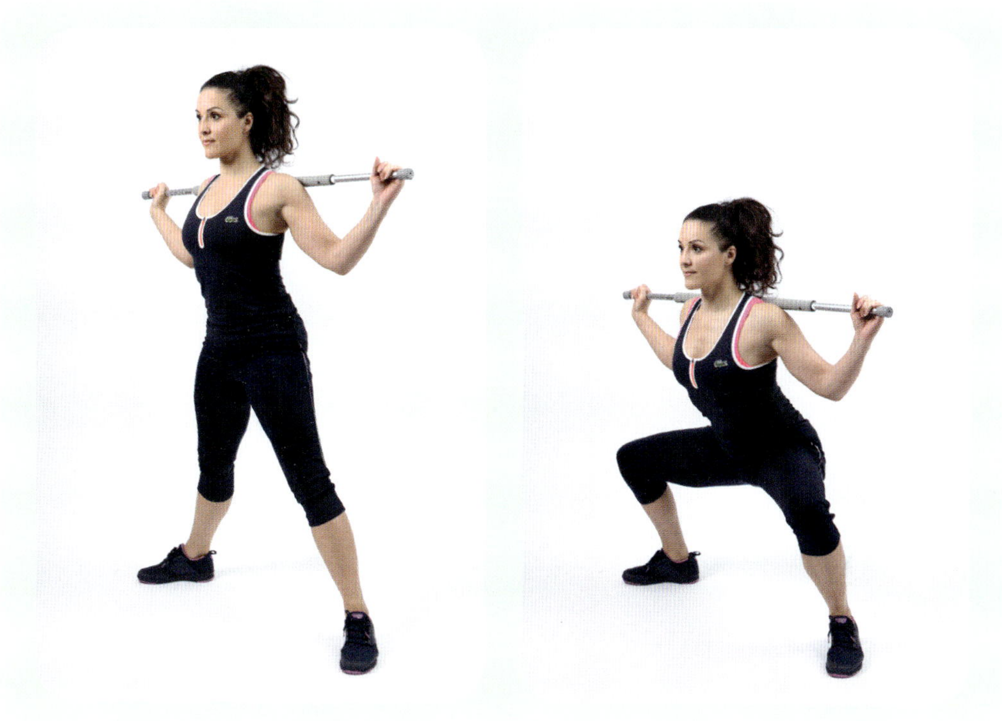

- *1 minute de repos*

4. Extension des mollets debout, 1 série : atteindre 30 répétitions au bout de 4 semaines.

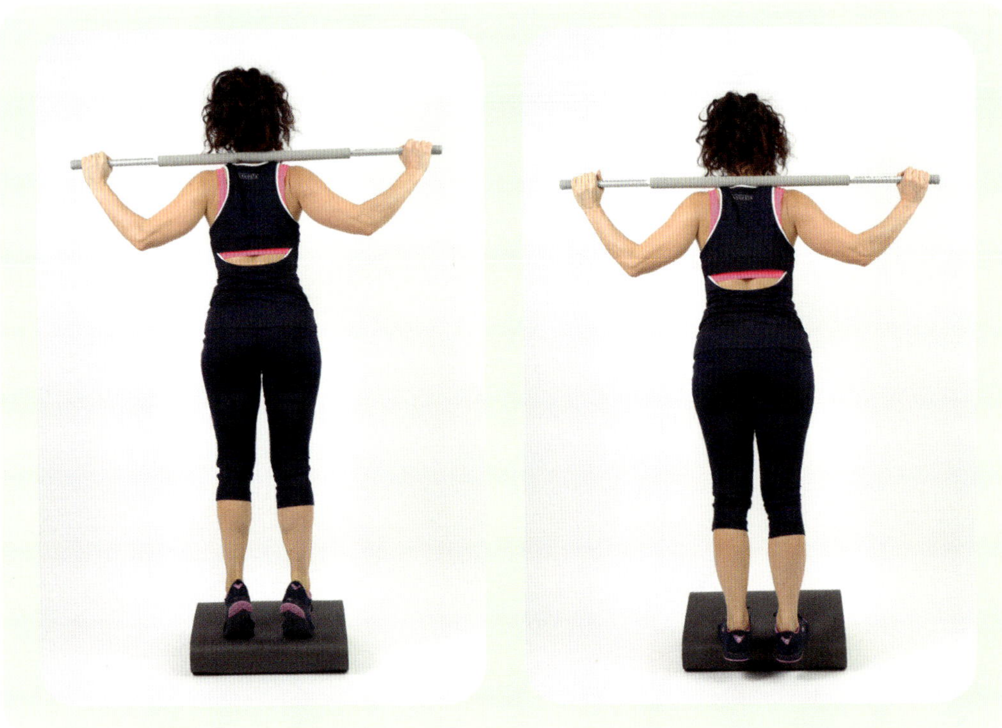

5. Squats sautés, 1 série : atteindre 30 répétitions au bout de 4 semaines.

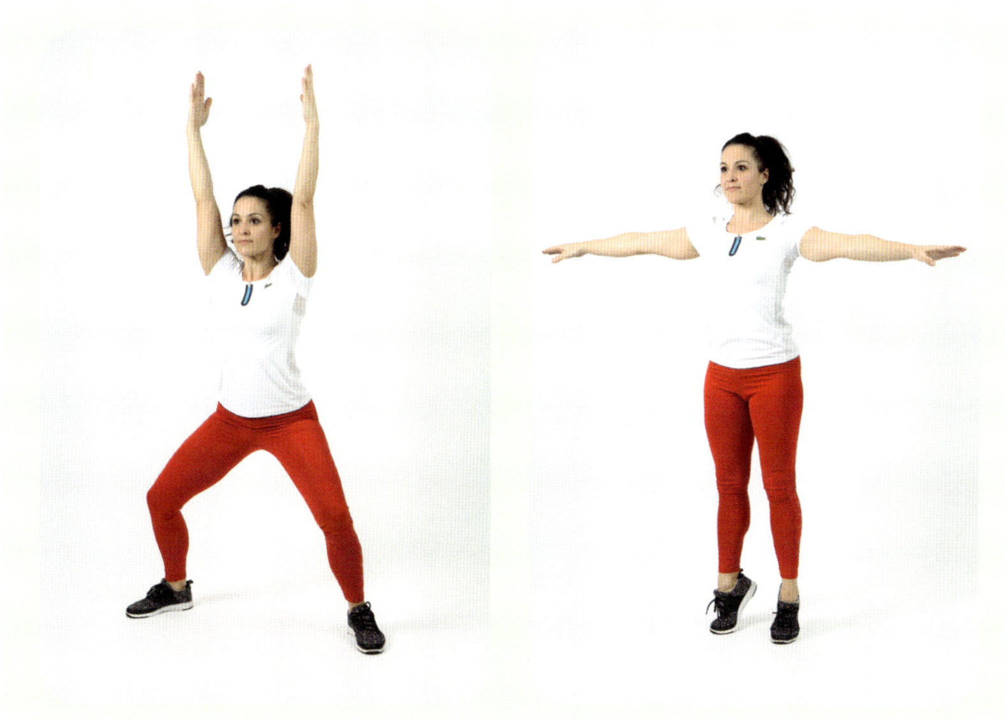

Réalisez ce 1er cycle, prenez 2 minutes de repos, et recommencez dans le même ordre 1 ou 2 fois.

EXEMPLE DE PLANIFICATION D'ENTRAÎNEMENT EN FORCE AVEC CHARGE

- Échauffement : 10-15 minutes
- Récupération entre les séries : de 2 à 5 minutes
- Entraînement : alterner 1 jour sur 2

Séance 1	Séance 2	Séance 3
Développé couché avec barre ou haltères 3 x 3 (intensité lourde) 3 x 5 (intensité moyenne) Écarté couché 5 x 5 Pull-over 4 x 5 Biceps barre 4 x 6 Biceps haltères 4 x 8	Soulevé de terre 3 x 3 (intensité lourde) 3 x 5 Good morning 4 x 8 Développé nuque barre debout 5 x 5 Épaules : Élévation latérale 4 x 6 Élévation antérieure 4 x 6	Squat 3 x 3 (intensité lourde) 2 x 5 Fente avec haltères dans les mains 3 x 8 de chaque côté Pompes prise serrée 4 x 6 Triceps haltères : 2 exercices 4 x 8

Repère : 3 x 3 = 3 séries de 3 répétitions

EXEMPLE DE PLANIFICATION D'ENTRAÎNEMENT EN MASSE

- Échauffement : 10-15 minutes
- Récupération : de 2 à 3 minutes entre les séries

Séance 1	Séance 2	Séance 3
Développé couché 6 x 6 (intensité moyenne-lourde)	Squat 4 x 6 (intensité moyenne-lourde)	Squat (intensité légère-moyenne) 5 x 5
Écarté couché 4 x 8	Fentes 4 x 8	Fentes 4 x 8
Pull-over 4 x 8	Développé couché prise serrée 4 x 8	Développé couché (intensité légère-moyenne) 4 x 8
Épaules : 3 exercices 4 x 6-8	Triceps : 2 à 3 exercices 4 x 8	Pull-over 4 x 8

Repère : 4 x 8 = 4 séries de 8 répétitions

Ces entraînements sont réalisables à la maison avec des haltères ou une barre plus ou moins lourde.

EXEMPLE DE PLANIFICATION D'ENTRAÎNEMENT EN VOLUME

Séance	Cuisses / mollets	Séries	Répétitions
1	Squat	7	20 15 12 10 8 6
	Presse inclinée (pieds serrés)	4	15 12 10 8
	Mollets debout	6	20

Séance	Pectoraux	Séries	Répétitions
2	Écarté haltère (banc incliné à 30° 45° 60°)	4	12 10 8 6
	Écarté couché : haltères (banc à 30° 45° 60°)	4	12 10 8 6
	Développé couché barre	4	12 10 8 6

Séance	Deltoïdes / Ischios	Séries	Répétitions
3	Développé barre ou haltères devant debout	4	12 10 8 6
	Développé haltères assis	4	12 10 8 6
	Élévations latérales haltères	4	12 10 8 6
	Arrière d'épaule haltères (oiseau)	4	12 10 8 6

Séance	Triceps / Biceps	Séries	Répétitions
4	Triceps : exercice 1 (au choix)	3	15 15 15
	Triceps : exercice 2 (au choix)	5	12 10 8 6 6
	Triceps : exercice 3 (au choix)	4	25

EXEMPLE DE PLANIFICATION D'ENTRAÎNEMENT POUR SÉCHER

La principale difficulté dans la sèche est d'éviter la fonte musculaire souvent liée au régime alimentaire, c'est-à-dire de ne pas cataboliser (éviter d'utiliser la masse musculaire).

Pour cette raison, il ne faut pas faire de cardio trop intensif, ni de séances d'entraînement trop lourdes musculairement, car l'organisme n'aura pas l'énergie nécessaire pour récupérer.

Au niveau de l'entraînement, il faut équilibrer le travail musculaire et les efforts cardio pour baisser progressivement en masse grasse tout en gardant beaucoup de densité afin de faire ressortir une grosse définition musculaire.

Pour le cardio, la durée est d'approximativement 35-45 minutes sur une fréquence cardiaque d'environ 60-80 % du max. C'est la méthode à privilégier pour utiliser un maximum de graisses de réserve.

Vous pouvez, pour plus d'efficacité, faire un programme de musculation d'une durée de 40-45 minutes, puis un programme cardio juste derrière : cette technique vous permettra de vider dans un premier temps vos réserves de sucre, puis d'utiliser directement après cette séance de musculation vos graisses lors de votre séance cardio, que vous n'êtes pas obligé de faire durer 45 minutes.

En effet, les efforts ne sont pas les mêmes et donc l'utilisation de l'énergie est différente. Si vous faites l'inverse (cardio + musculation), vous viderez dans un premier temps vos réserves de sucre ; la séance de musculation faisant suite à ce cardio nécessitera de l'énergie (du sucre, pour des efforts intenses sur de courtes durées) que vous n'aurez plus, donc votre corps risque d'aller chercher l'énergie dans votre masse musculaire. Problème ! Vous perdrez plus de muscle que de graisse ! et ce n'est pas l'objectif.

Alors préférez un programme de musculation + votre petit entraînement cardio juste derrière.

Exemple : Vous pouvez réaliser un circuit training (enchaînement d'exercices) avec votre choix d'exercices. Vous pouvez effectuer 2 à 3 séances par semaine en alternant les circuits uniquement pour le haut ou le bas du corps, ou bien sur un groupe musculaire. Il faudra réaliser le circuit au moins 4 fois avec 20 répétitions et des temps de récupération relativement courts, de l'ordre d'1 minute.

Vous pouvez également travailler par groupe musculaire, sans accomplir de circuit, en respectant intensités de travail, séries et répétitions.

5

PROGRAMMES SPÉCIFIQUES

PROGRAMME POUR LES FEMMES ENCEINTES

L'exercice favorise le tonus musculaire, la force, l'endurance ; il peut vous aider à mieux « porter » votre prise de poids pendant la grossesse. Un peu de sport vous aidera non seulement à vous préparer à l'accouchement mais aussi à retrouver votre ligne d'avant la grossesse.

6 bonnes raisons de rester active pendant ces neuf mois

- réduire les inconforts du mal de dos ;
- éviter la constipation ;
- prévenir la fatigue ;
- empêcher le phénomène de gonflement ;
- améliorer l'humeur et l'image de soi ;
- mieux dormir.

Voici **quelques conseils à suivre** lorsque l'on fait de l'exercice physique durant la grossesse. Il est important pour vous de respecter certaines règles.

- **Évitez les entraînements intensifs.** Visez davantage le maintien d'une bonne condition physique. Si vous avez l'habitude de participer à des compétitions sportives, il serait sage de ne pas concourir durant la grossesse. Diminuez l'intensité de travail au fil des mois.

- **Soyez à l'écoute de votre corps.** Il est normal que vous vous sentiez désormais plus fatiguée pendant une séance . Au cours de la grossesse, particulièrement au 3e trimestre, le bébé prend plus d'espace, ce qui peut rendre votre respiration plus difficile. Ajustez l'intensité de l'exercice pour vous sentir à l'aise et adaptez vos séances et le choix de vos exercices.
- **Buvez de l'eau** avant, pendant et après votre séance d'exercice, soit de 250 ml à 300 ml par demi-heure.
- **Évitez de vous coucher sur le dos** au fur et à mesure que le bébé grossit (après le 4e mois). Si vous optez pour des exercices comme le développé couché ou écarté couché, arrangez-vous pour vous coucher (d'abord sur le côté, puis sur le dos) sans forcer au niveau abdominal.
- **Évitez de bloquer votre respiration.** Respirez normalement lorsque vous faites des exercices de musculation.

Attention : Du 1er au 8e mois, les exercices proposés dans ce chapitre doivent être avant tout maîtrisés par celles qui les entreprennent.

Les 2 séances proposées peuvent être réalisées :

- soit exercice par exercice lors des premiers mois avec une petite charge (jusqu'au 8e mois) ;
- soit sous forme de circuit training (enchaînement des exercices) avec des charges au début modestes, puis diminuées progressivement au cours des mois de façon à réaliser l'ensemble des exercices au poids de corps.

Séance 1 : muscler les cuisses-fessiers

Squat = flexion : 15 répétitions

- Pointes de pied et genoux vers l'extérieur
- Soufflez sur l'effort (en montant)
- 4 séries de 10 répétitions, 1 minute de repos entre les séries

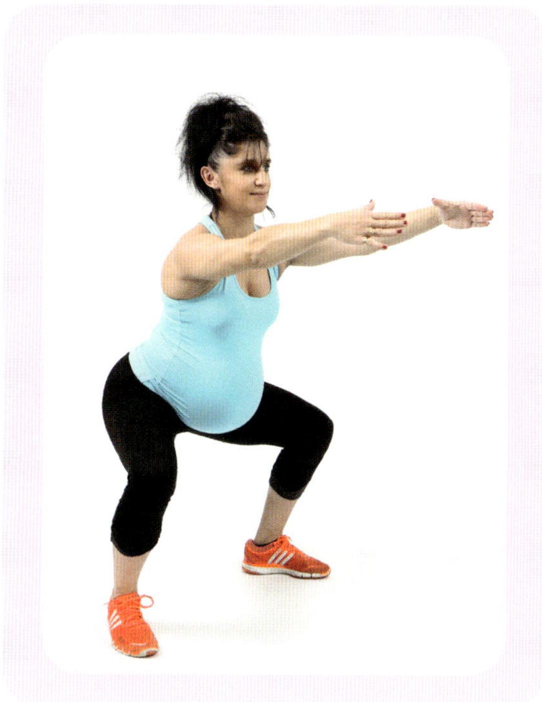

Fessiers : 15 répétitions + statique 10 secondes (maintenir la position sans bouger) + 15 répétitions

- Un bras posé devant ; jambe dessous pliée, jambe dessus tendue, pointe de pied relâchée vers le sol
- 4 x 10 ; repos : 1 minute

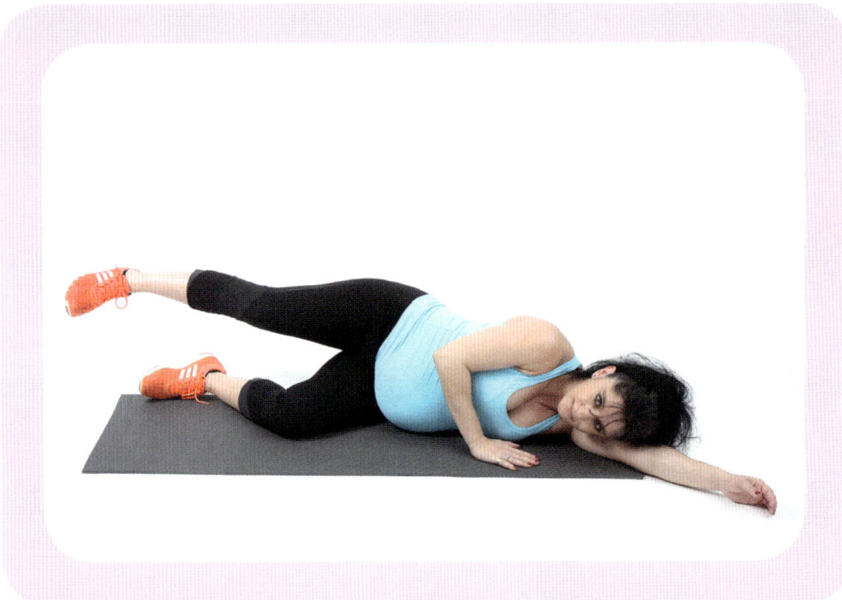

Fessiers : 15 répétitions + statique 10 secondes + 15 répétitions

- Fentes : descendez et remontez en soufflant ; le genou derrière est à 2 cm du sol ; le genou devant ne doit pas dépasser la pointe de pied

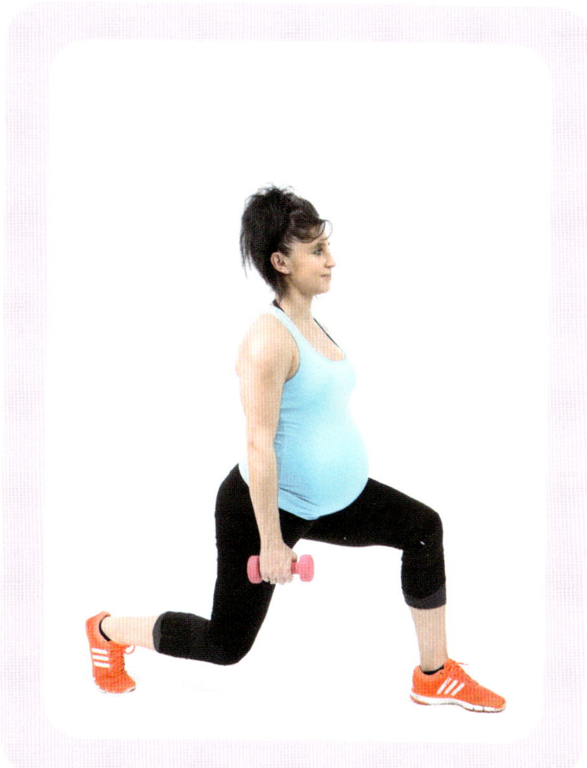

Séance 2 : muscler les poitrine-épaules-triceps

Développé couché avec haltères : 15 répétitions

- Jambes relevées (ou pieds à plat sur un banc), écartez les bras en *inspirant* et en gainant le ventre ; *soufflez* en remontant
- 4 x 10 ; repos : 1 minute

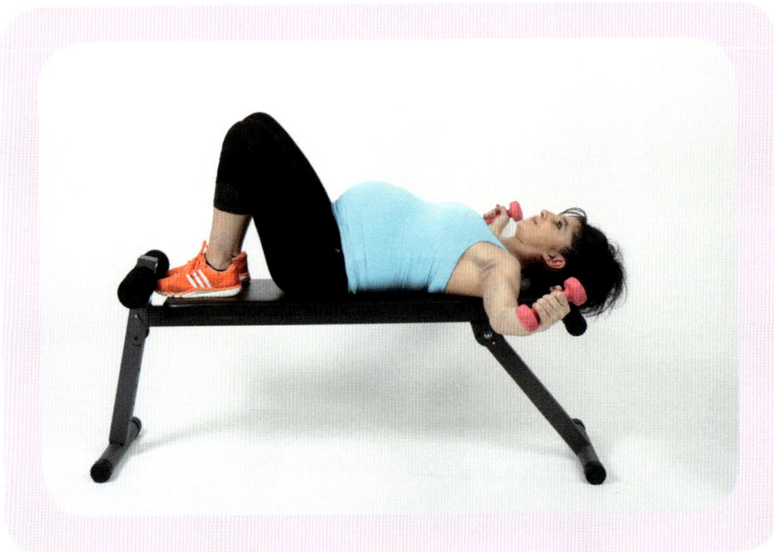

Épaules : 10 répétitions

- Assise avec ou sans haltères, gardez toujours le dos droit
- Montez les bras avec les coudes très légèrement fléchis et ramenez en soufflant
- 4 x 10 ; repos : 1 minute

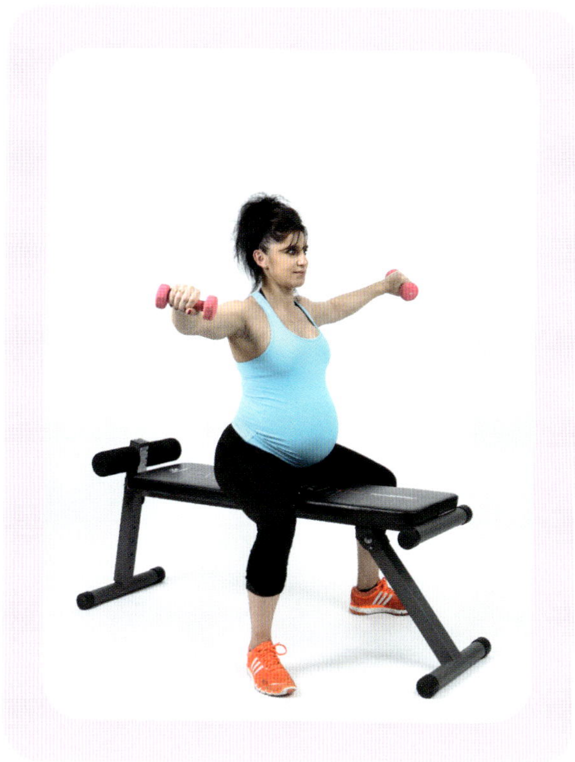

Triceps : 8 à 10 répétitions

- Assise sur une chaise ou un banc ; extension de bras
- Soufflez sur l'effort (en montant)
- 4 x 10 ; repos : 1 minute

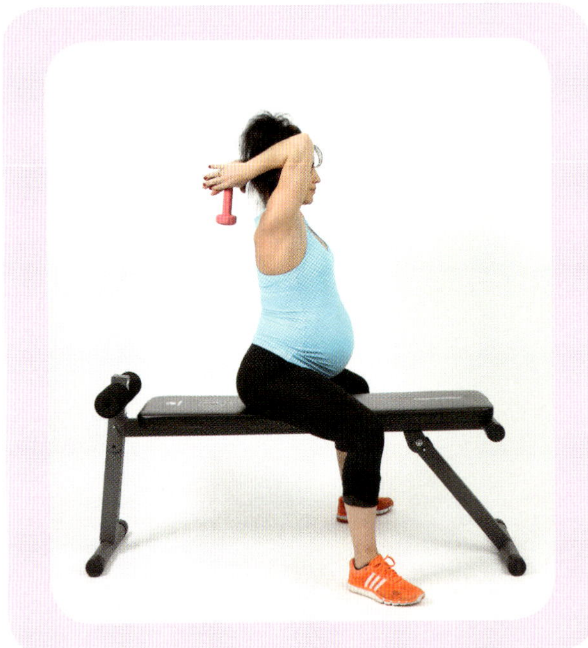

- Même exercice avec un poids dans chaque main : assise sur une chaise, fléchissez le bras
- Gardez-le bien contracté de façon à faire travailler le biceps mais aussi le triceps lors du retour en position bras tendu
- 4 x 10 ; repos : 1 minute

PROGRAMME POUR LES SENIORS ET POUR PRÉVENIR L'OSTÉOPOROSE

Position : Assis, dos droit, levez les bras vers le ciel

- Effectuez 3 séries de 10 répétitions et reposez-vous 30 secondes à 1 minute

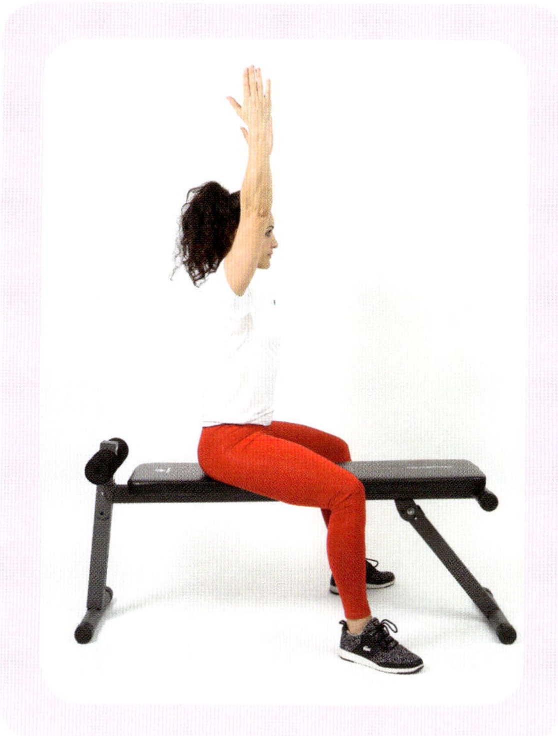

Position : Assis, dos droit, levez la jambe vers le ciel

- Faites 3 séries de 10 répétitions et reposez- vous 30 secondes à 1 minute
- Variante : lestez votre cheville avec 2 kg ou plus

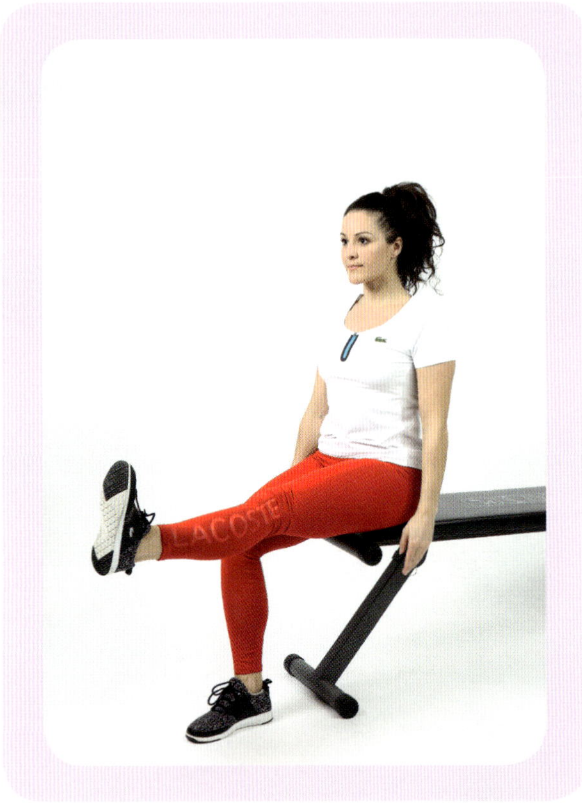

Position : Placez-vous derrière une chaise, regardez loin devant, montez le genou, puis essayez de lâcher la chaise

- Faites 3 séries de 10 répétitions et reposez-vous 30 secondes à 1 minute

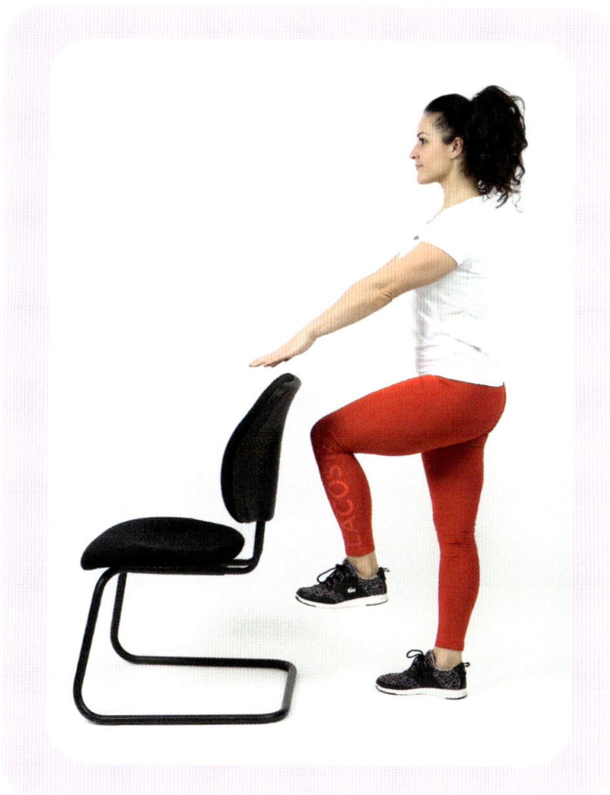

Position : Assis : biceps haltères

- Faites 3 à 4 séries de 10 répétitions et reposez-vous 30 secondes à 1 minute

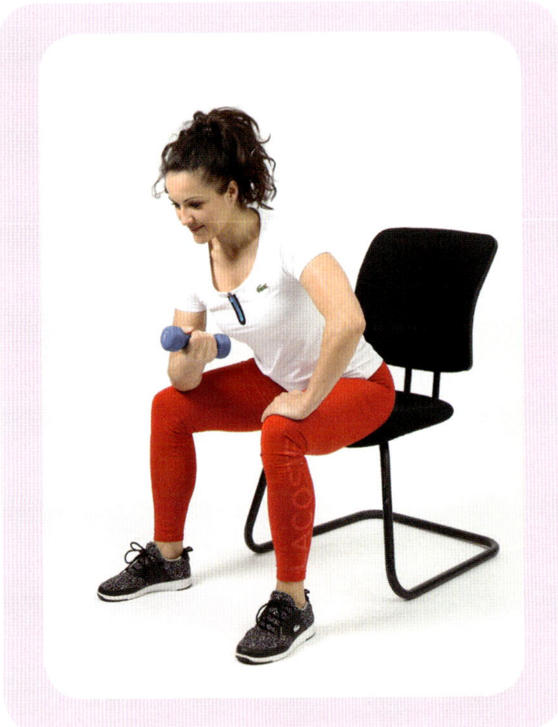

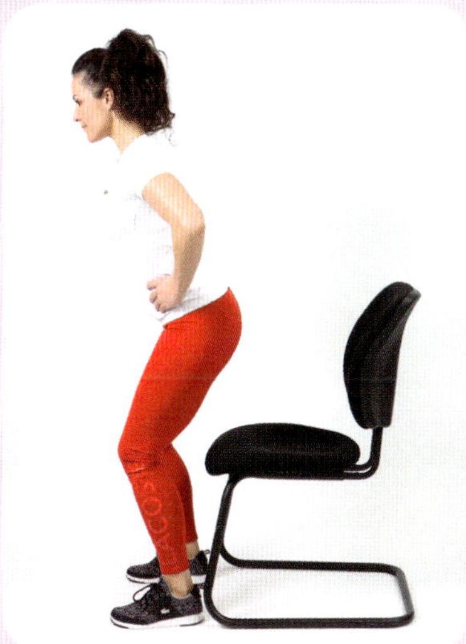

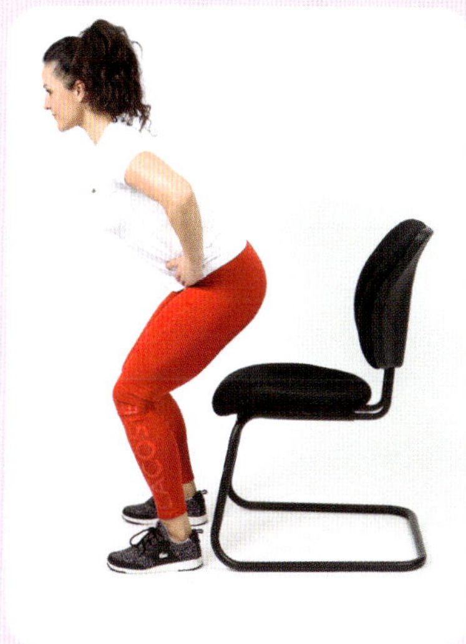

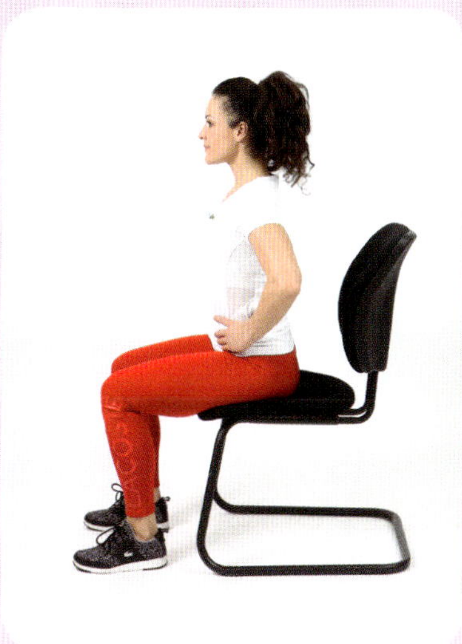

Position : Squat : commencez debout et cherchez à vous asseoir doucement, puis recommencez

- Faites 3 séries de 10 répétitions et reposez-vous 30 secondes à 1 minute

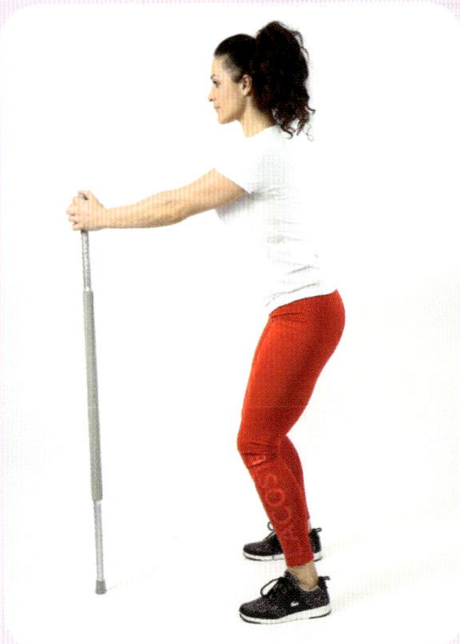

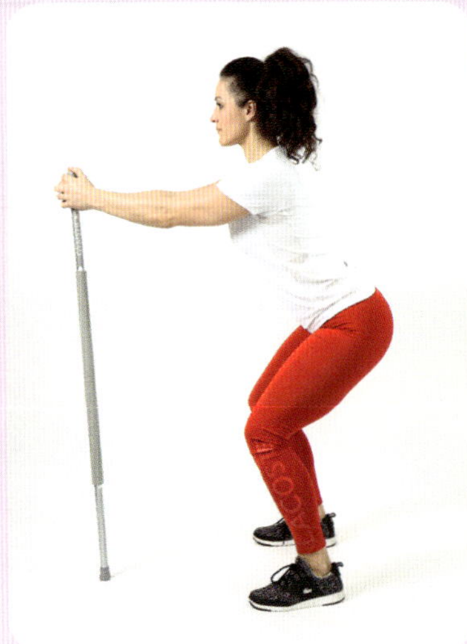

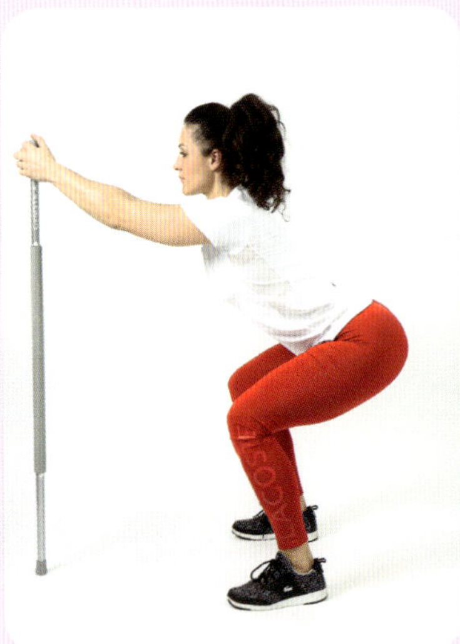

Position : Variante : squat sans chaise pour un niveau plus avancé

- Faites 3 séries de 10 répétitions et reposez-vous 30 secondes à 1 minute

Position : Allongé au sol, bras le long du corps, levez les fessiers en contractant, puis ramenez-les sans les poser au sol et enchaînez les répétitions

- Faites 3 séries de 10 à 15 répétitions et reposez-vous 30 secondes à 1 minute

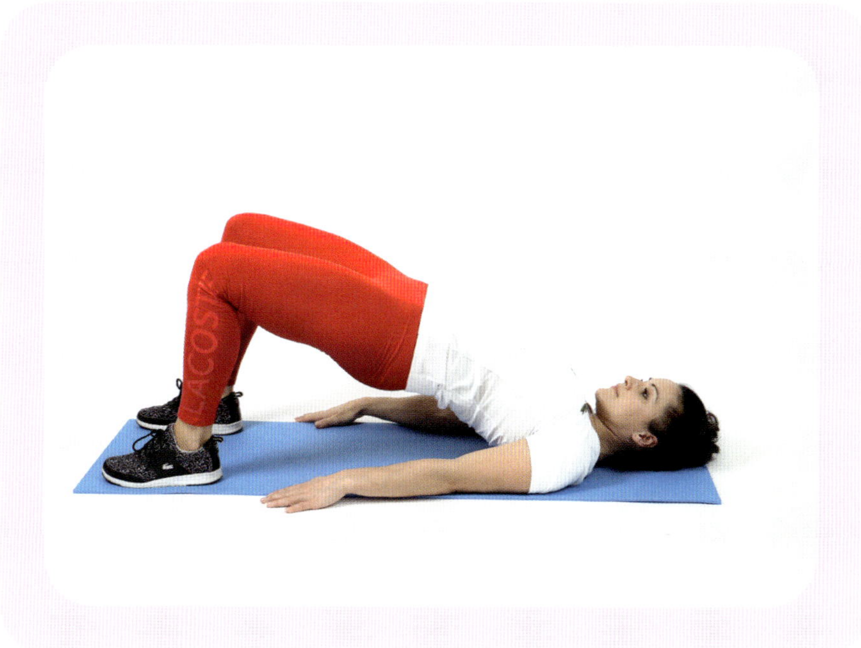

Position : Travaillez votre transverse, muscle profond, en arrondissant le dos, puis revenez à la position de base

- Faites 3 séries de 10-15 répétitions et reposez-vous 30 secondes à 1 minute

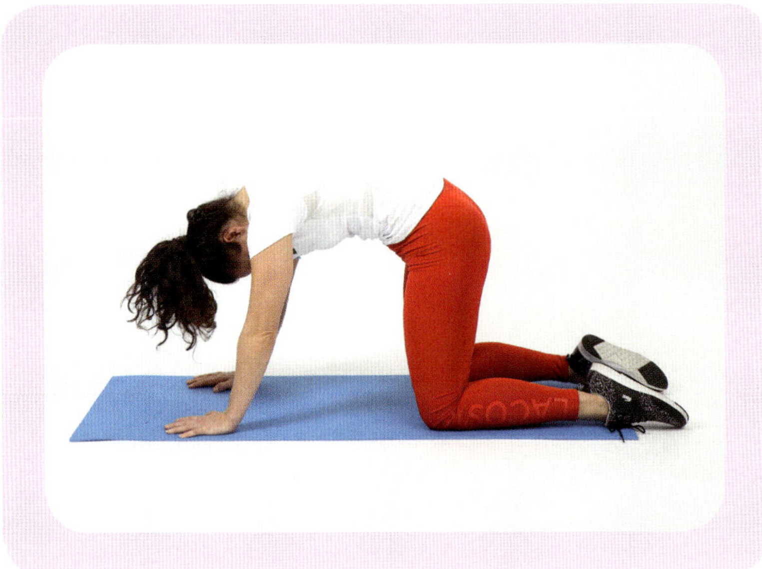

PROGRAMME PERTE DE MASSE GRASSE ET TONICITÉ SANS PRISE DE VOLUME !

Niveau 1 : 2 séances par semaine ; 30 secondes d'effort et 45 secondes de récupération ; 1 tour de circuit

Niveau 2 : 3 séances par semaine ; 30 secondes d'effort et 30 secondes de récupération ; 3 tours de circuit

Niveau 3 : 4 séances par semaine ; 30 secondes d'effort et 30 secondes de récupération ; 4 tours de circuit

1. Pompes (sur genoux) prise large ou serrée

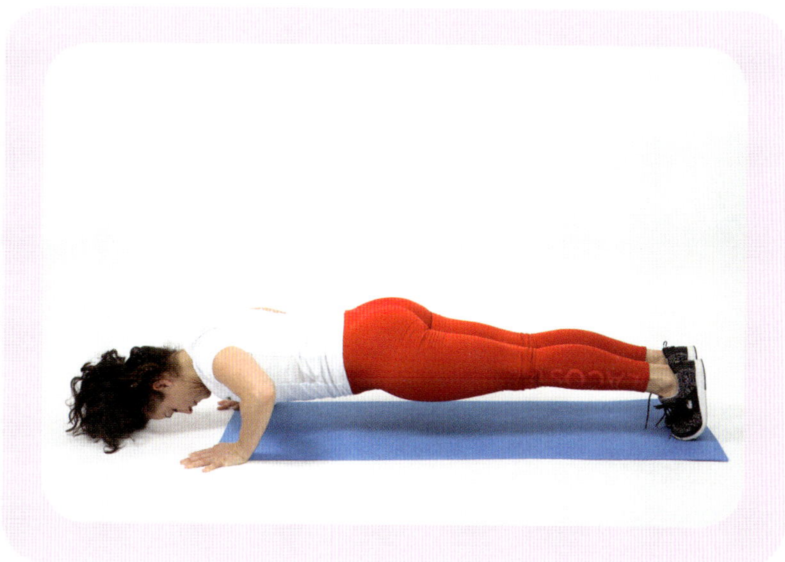

2. Crunch

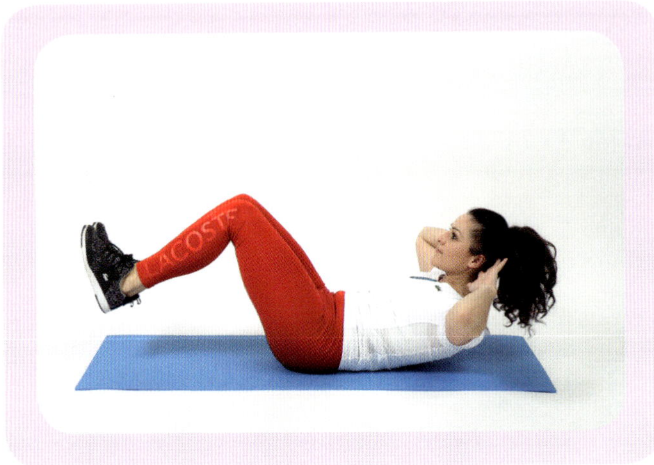

3. Squat

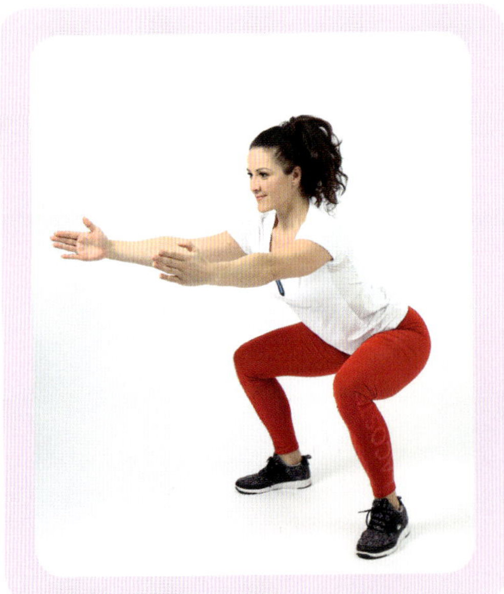

4. Gainage

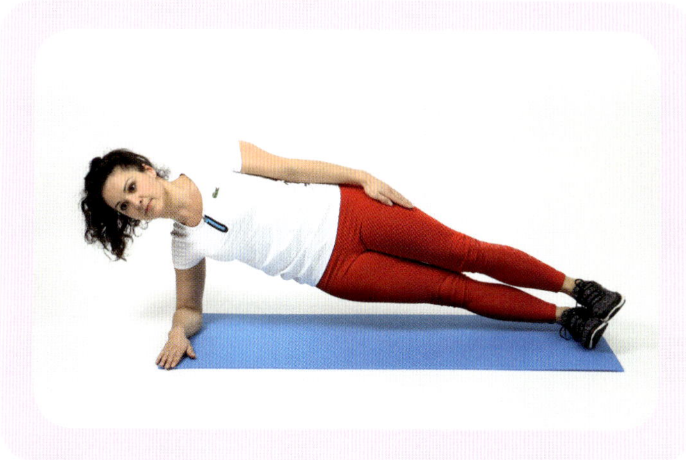

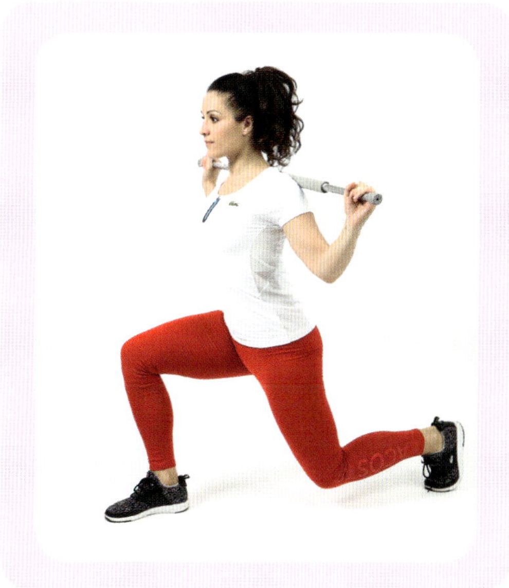

5. Fente avec bâtons

6. Gainage

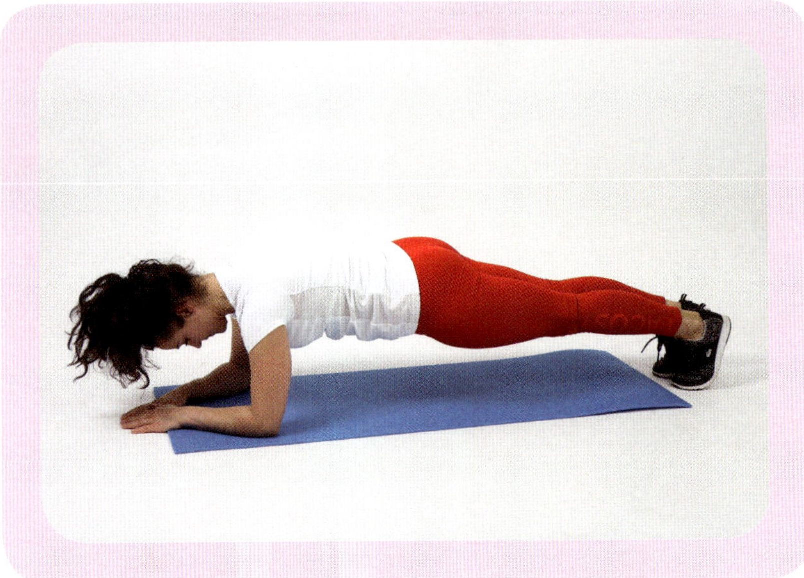

7. Jumping jack

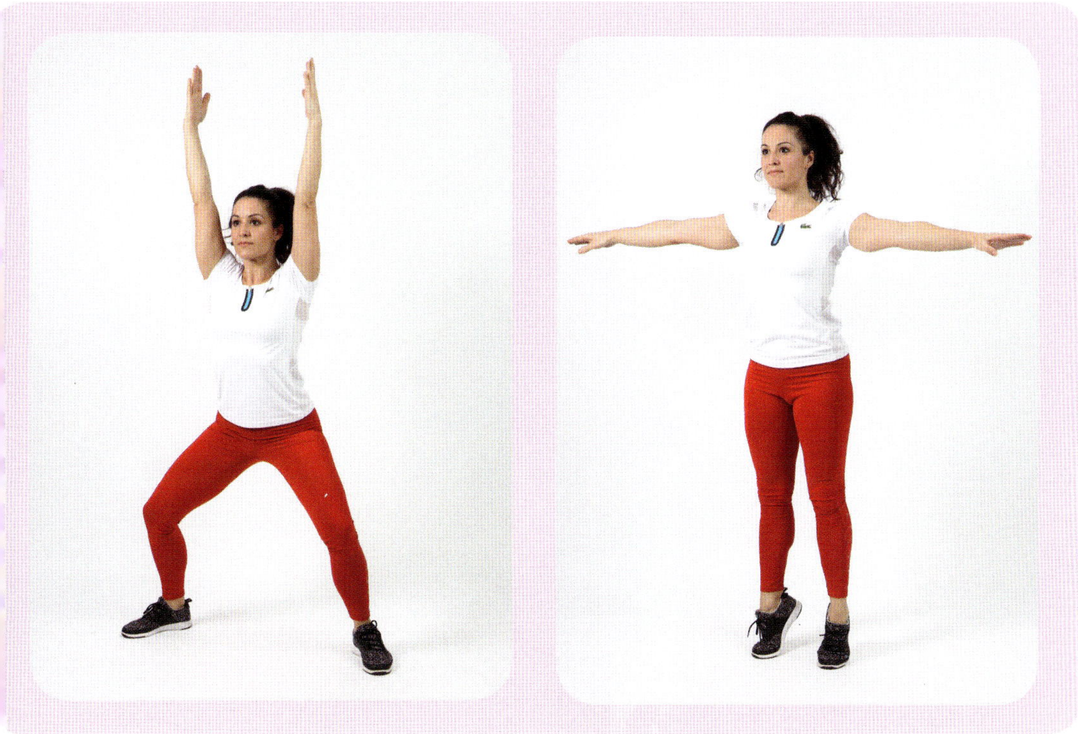

8. Mountain climber (alterner les jambes et les bras)

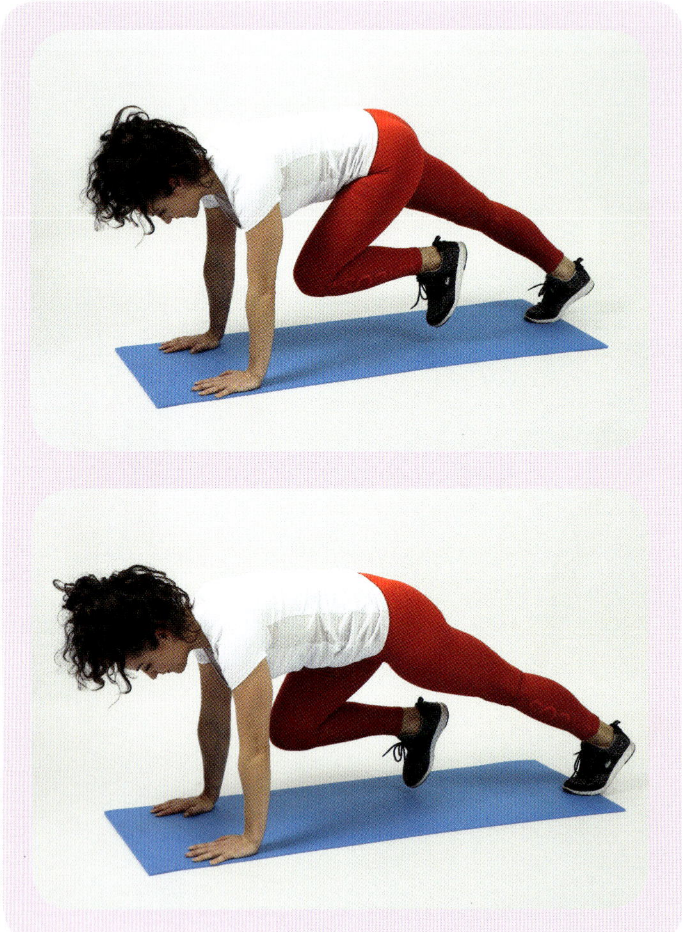

9. Crunch croisé

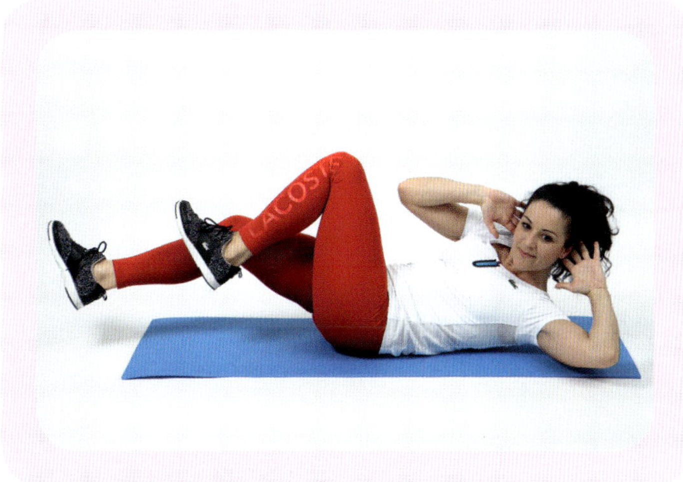

10. Soulevé de fesses

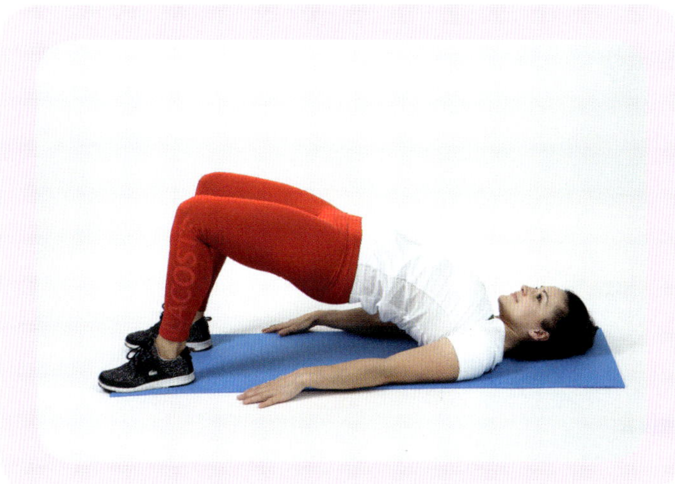

11. Fentes

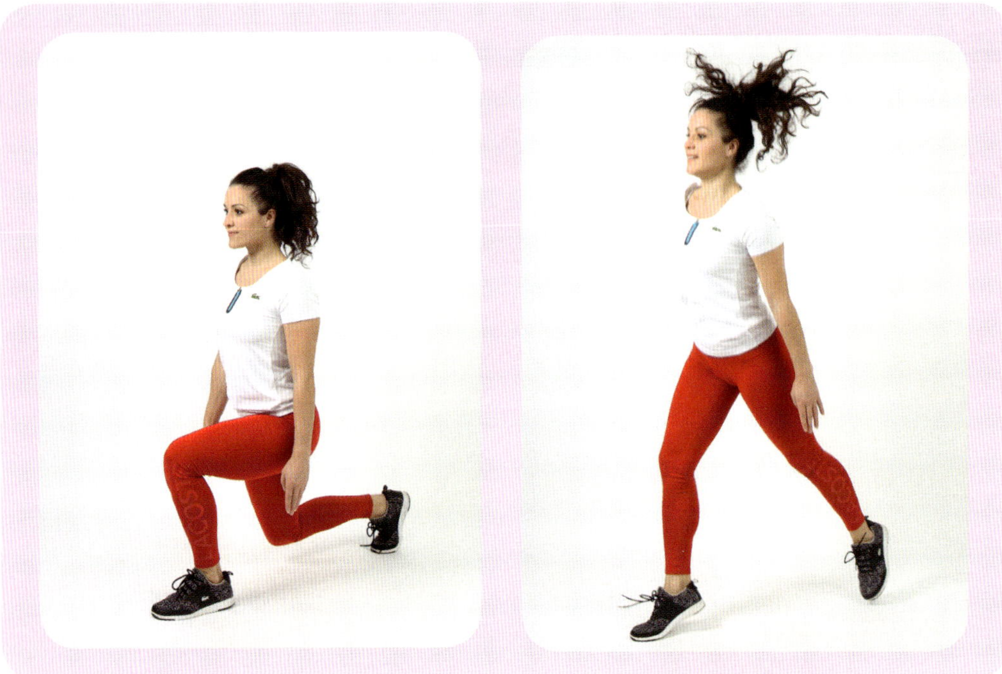

PROGRAMME ABDOMINAUX

Première séance

- **Durée du circuit :** 12 minutes
- **Nombre de tours :** 3
- **Récupération entre les tours :** 1 minute 30

1. Gainage pieds surélevés *(maintien 45 secondes)*

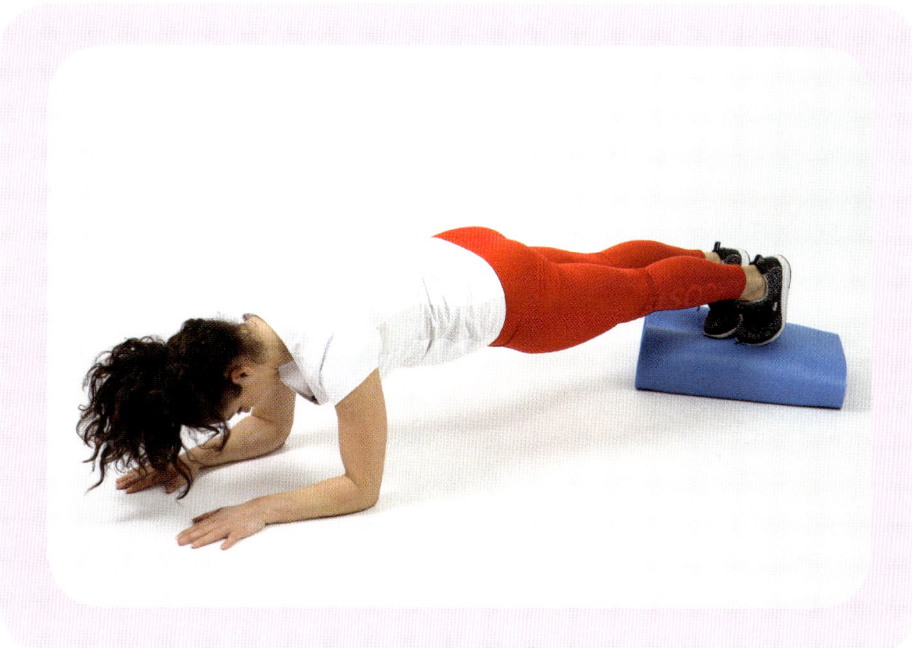

2. Crunch

(20 répétitions)

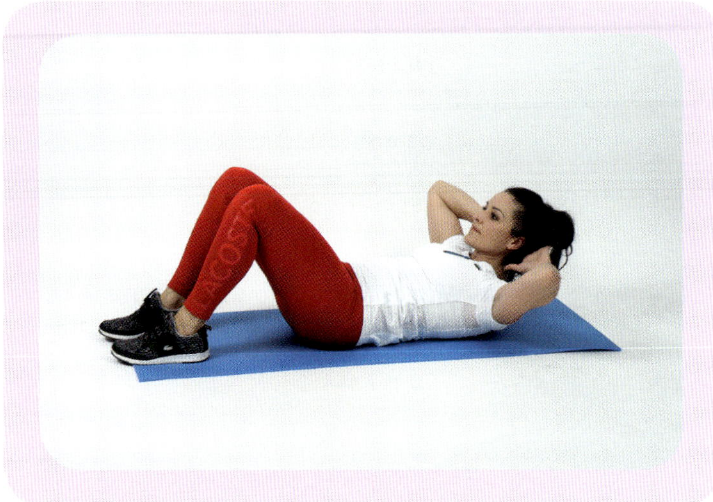

3. Crunch croisé

(30 répétitions)

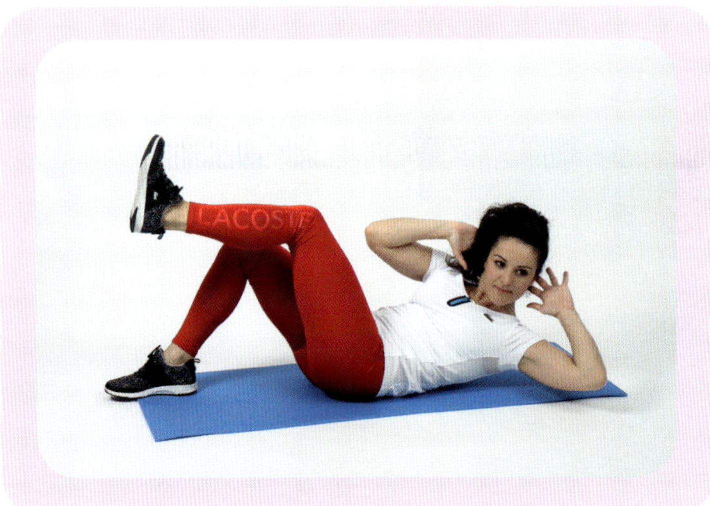

Deuxième séance

- **Durée du circuit :** 12 minutes
- **Nombres de tours :** 3
- **Récupération entre les tours :**1 minute 30

1. Gainage *(maintien 30 secondes)*

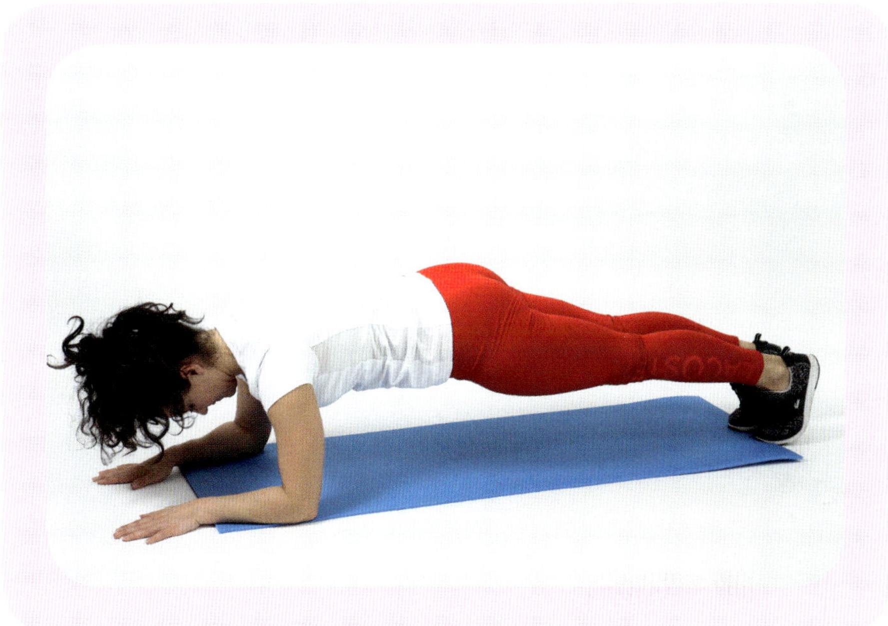

2. Gainage *(maintien 30 secondes des deux côtés)*

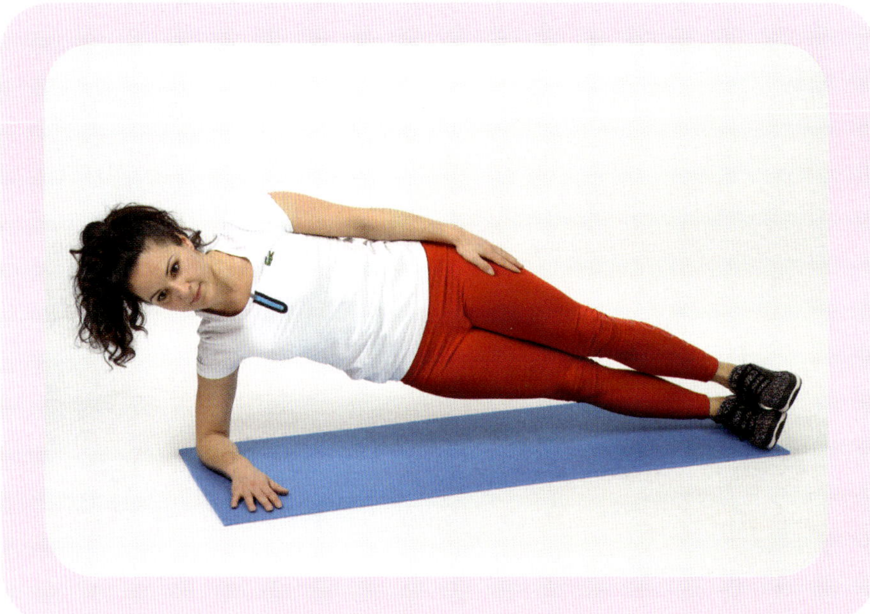

3. Relevé de bustes jambes tendues (ou fléchies pour les moins souples)

(15 répétitions)

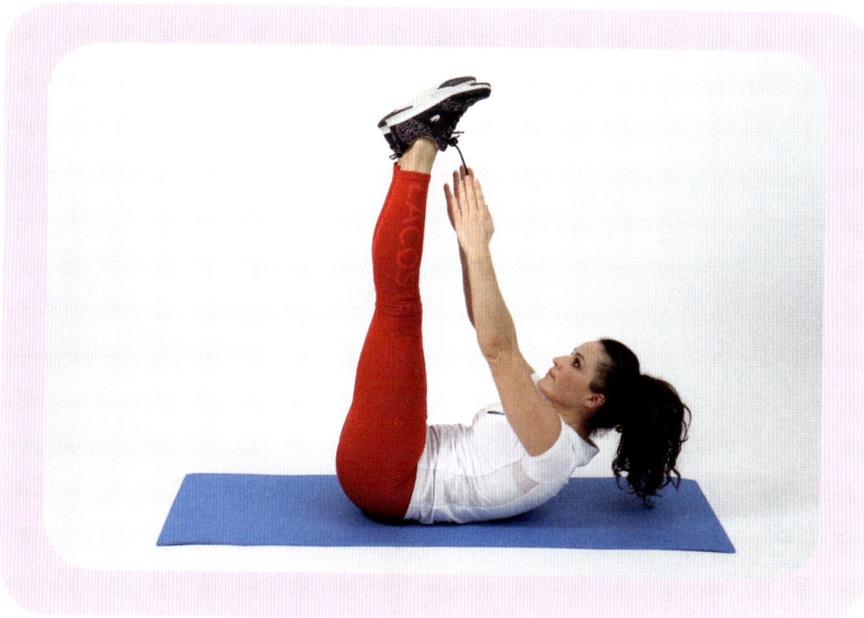

PROGRAMME CUISSES, FESSIERS

Circuit cuisses-abdos-fessiers

1. Squat *(20 répétitions)*

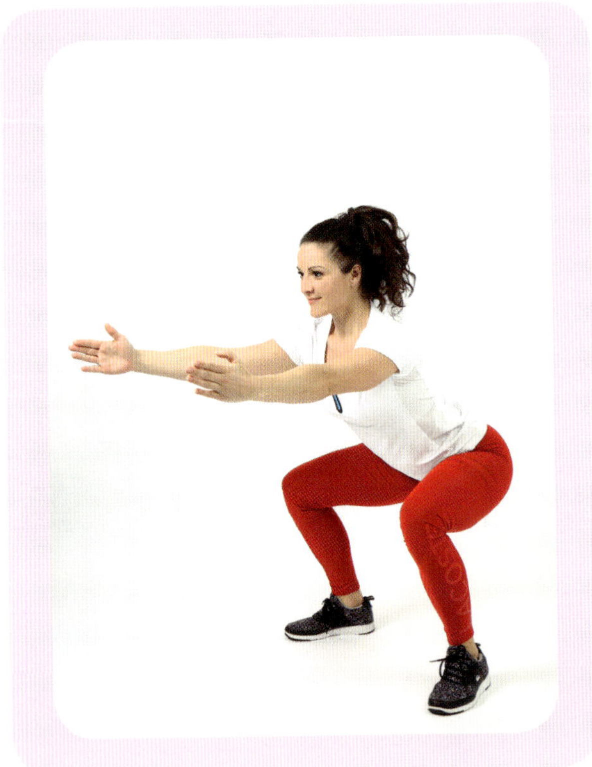

2. Travail des fessiers *(30 secondes d'effort et 30 secondes de maintien)*

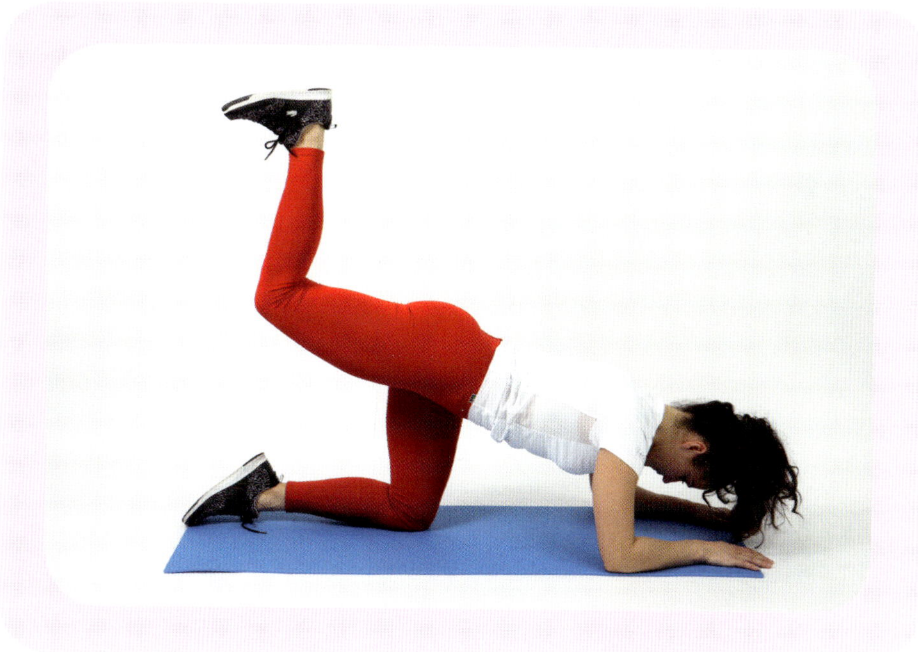

3. Travail des fessiers en position allongée
(maintien 1 minute par jambe)

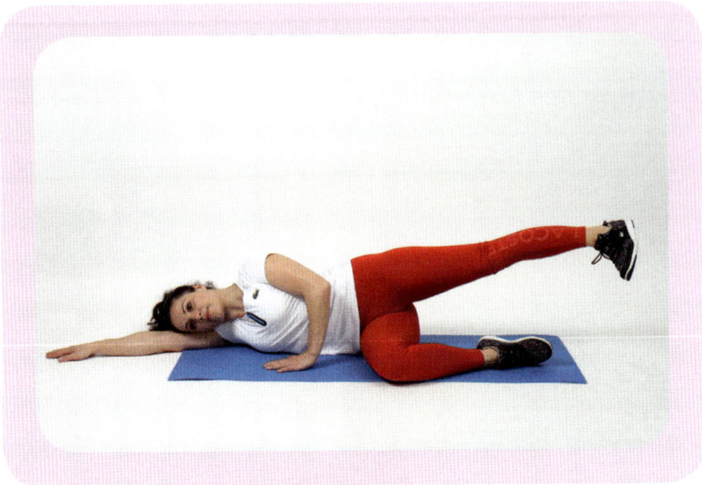

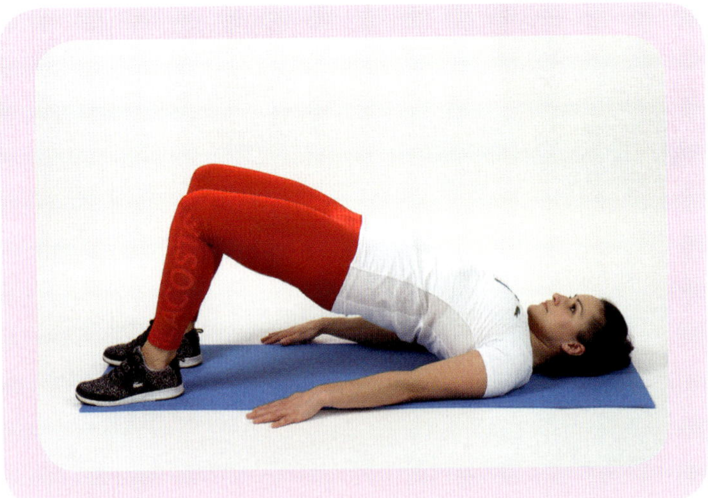

4. Maintien des fesses en statique
(maintien 1 minute)

5. Gainage *(maintien 1 minute)*

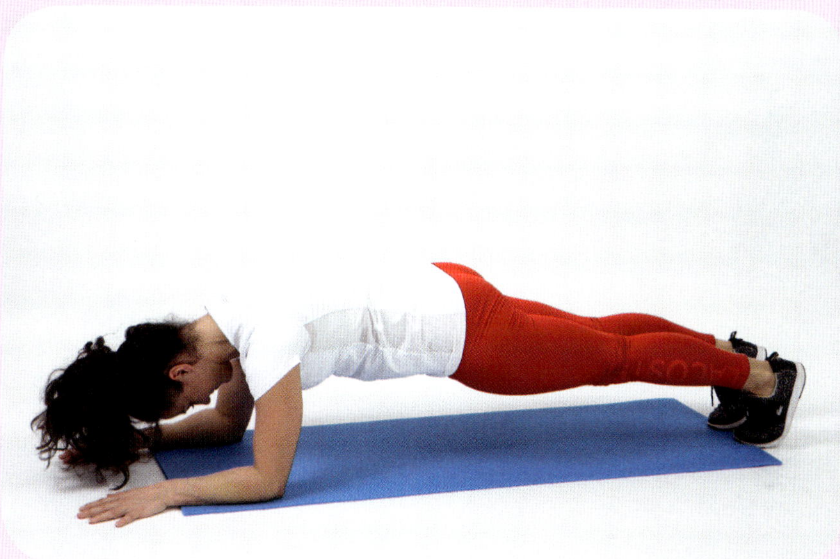

6. Gainage *(maintien 30 secondes de chaque côté)*

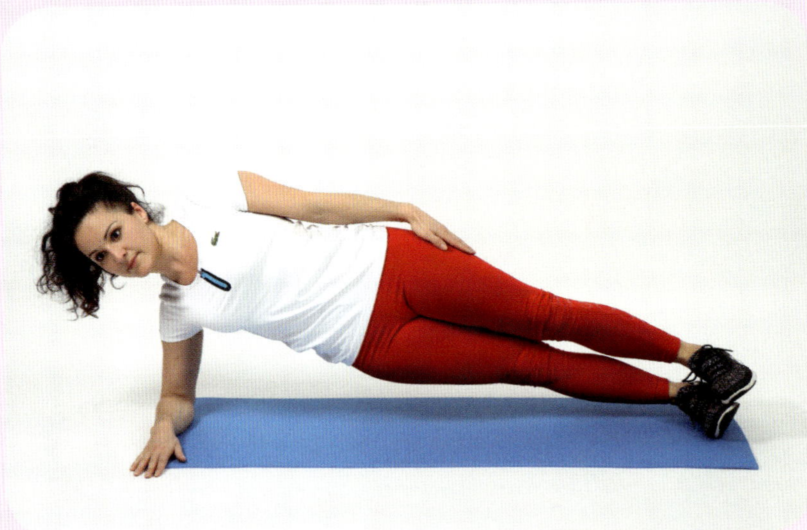

7. Crunch *(effort 1 minute : ramenez le buste vers les genoux sans jamais poser les épaules au sol)*

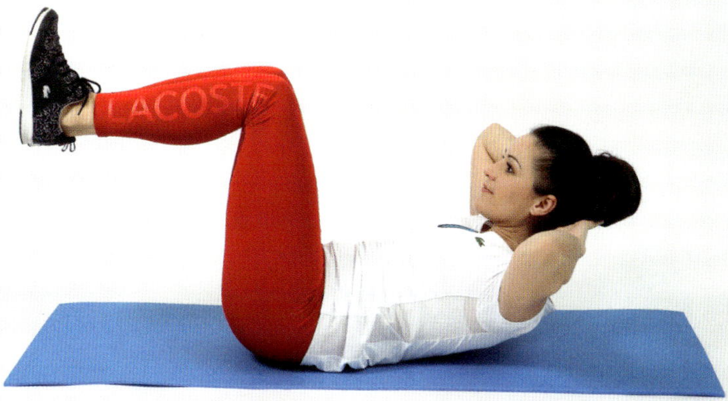

8. Crunch croisé *(effort 1 minute par jambe)*

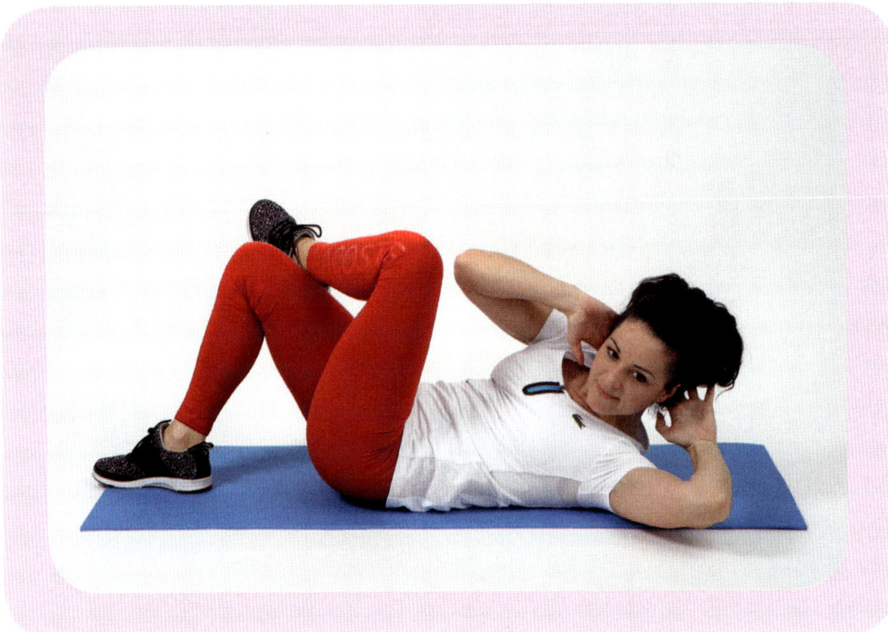

POUR ALLER PLUS LOIN

6

5 IDÉES REÇUES

La musculation ce n'est pas fait pour les filles : ça fait ressembler aux culturistes !

N'écoutez pas les fausses idées, vous ne deviendrez pas « volumineux » ou « gonflés » en pratiquant la musculation.

Pour ressembler aux culturistes, le chemin est très long, rassurez-vous ! Et il demande des années d'entraînement avec une alimentation spécifique, beaucoup de motivation et surtout de rigueur.

Ainsi, une pratique intelligente de la musculation, ainsi qu'une alimentation adaptée, vous permettra d'atteindre agréablement à votre propre objectif.

La musculation stoppe la croissance

Non, la musculation n'arrête pas la croissance ! Si c'était le cas, le basket ferait certainement grandir.

Les haltérophiles et bon nombre de bodybuilders ou forceux sont souvent petits, non pas parce qu'ils ont trop soulevé de poids, mais simplement parce que leur physique est plus adapté à ces disciplines, et qu'il existe des catégories de poids. Un petit paraîtra beaucoup plus musclé qu'un grand pour le même tour de bras, et quand on ne pèse que 50 kg, on ne peut pas être très grand.

Il faut savoir que la croissance se termine entre 17 et 21 ans. Contrairement aux préjugés, la pratique de l'haltérophilie ou de la musculation ne présente pas de risque et expose à peu de pathologies. Plus globalement, aucun sport n'a d'influence négative sur la croissance d'un enfant ou d'un adolescent. Au contraire, certaines études montrent que l'haltérophilie pourrait favoriser la croissance. En revanche, comme dans n'importe quelle discipline, l'adolescent souhaitant pratiquer la musculation devra être encadré et ne pas s'exercer avec trop d'intensité dès les premières séances (fréquence et charges seront limitées).

La musculation fait prendre du poids !

Vous avez tous entendu au moins une fois dans votre vie : « attention, si tu veux perdre du poids, ne fais surtout pas de musculation, ça fait gonfler et prendre du poids. »

Eh bien non : la musculation est votre alliée dans la perte de poids. En effet, les entraînements produisent une augmentation de la dépense énergétique et grâce à la prise de muscle votre métabolisme est stimulé et augmente ; vous consommerez donc plus d'énergie quotidiennement.

La protéine est un produit dopant !

Rassurez-vous : les protéines en poudre, comme la whey ou la caséine, ne sont pas des produits dopants. Les protéines en poudre proviennent du lait, qui est filtré et déshydraté en une poudre. C'est un produit naturel mais transformé, comme bon nombre de nos produits en supermarché. Pour la musculation, on recommande un apport en protéine, aliments et suppléments, de l'ordre de 2 g / kg de poids du corps pour les grands sportifs (avec entraînements réguliers) et de 1,2 g à 1,6 g / kg de poids pour une personne qui débute et a des objectifs de prise de masse.

Mais les protéines en poudre ne sont pas indispensables : si vous avez la bonne quantité de protéine dans votre alimentation, rien ne sert d'ajouter des poudres pour abîmer vos reins !

(Exemple : une viande ou un poisson midi et soir d'environ 150 à 200 g + 3 à 4 portions minimum de fromage blanc étalées dans la journée seront déjà une bonne base.)

La musculation, ce n'est pas bon pour le dos !

Détrompez-vous : la musculation, l'haltérophilie sont des disciplines faisant partie intégrante de l'école du dos.

La musculation ne fait pas mal au dos, elle permet de renforcer tous les muscles du corps, les tendons, les ligaments et les articulations. Ce renforcement général permet de prévenir de nombreuses blessures de la vie quotidienne mais aussi celles qui sont liées aux pratiques sportives de tout niveau.

Pour cela il faut que la musculation soit pratiquée de façon intelligente et adaptée à vos caractéristiques.

En effet, sa pratique régulière permet de mobiliser toutes les articulations dans leur amplitude maximale et selon toutes les vitesses d'exécution.

Elle est bénéfique dans le développement de la souplesse, du contrôle musculaire et dans la correction des déformations du rachis comme la scoliose ou la cyphose. Elle peut donc convenir à tous : de l'adolescent raide, en pleine croissance, aux personnes âgées pour une reprise d'activité sportive.

5 BONNES RAISONS DE S'Y METTRE

Je mange de tout et je me forge une silhouette harmonieuse

Le muscle, pour se développer, a besoin d'un carburant : la protéine. Il lui faut également des glucides comme source d'énergie et des lipides pour la construction cellulaire (reportez-vous à l'ouvrage *Rééquilibrage alimentaire* de Bénédicte Le Panse, qui a donné son nom à la méthode Le Panse).

Dans un régime spécifique de prise de masse, l'équilibre entre protéines, glucides et lipides est différent de celui d'une alimentation classique. Il faut privilégier des repas plus riches en protéines et moins fournis en lipides et en glucides.

Exemple

Petit déjeuner :

- jambon/poulet/dinde **-** fromage **ou** œufs
- pain (1 petit pain à l'unité)
- 10-12,5 g de beurre frais ou 1 cuil. à café d'huile d'olive
- boisson : thé, tisane, eau plate, eau pétillante à volonté

Collation : une poignée de graines oléagineuses

Déjeuner :

- une viande ou un poisson
- 1 cuil. à soupe d'huile
- une portion de féculent : 4 à 6 cuil. à soupe selon la nécessité
- 1 yaourt ou fromage blanc
- boisson : eau, café, thé, tisane

Collation après-midi :

- 2 cuil. à soupe de graines oléagineuses (amande, noisette, noix) **ou** 3 carrés de chocolat noir
- 1 jus de fruits frais de toutes sortes ou 1 compote

Dîner :

- un poisson ou une viande
- 1 cuil. à soupe d'huile

- des légumes verts au choix et, si entraînement dans la journée, une part de légumineuses (flageolets, petits pois, lentilles ou soissons)
- 1 yaourt ou 1 fromage blanc
- 1 assiette plate de salade verte
- boisson : eau, café, thé, tisane

ATTENTION : L'apport massif de protéines peut perturber l'organisme, causer des ballonnements et des maux d'estomac. C'est pourquoi la quantité des aliments absorbés par jour en fonction de vos activités doit être définie le plus méticuleusement possible.

Votre alimentation doit par ailleurs respecter vos besoins quotidiens en calories et comporter les éléments nutritifs nécessaires à votre organisme (vitamines, oligoéléments, fibres, etc.). Buvez beaucoup et ne sautez aucun repas, que ce soit le petit déjeuner, le déjeuner, le dîner ou la collation de l'après-midi.

NOTE : Vous pouvez ajouter du sucré après votre entraînement ; fruits, compote, chocolat seront les bienvenus.

Je perds ma masse grasse

Beaucoup de gens pensent que la musculation ne sert qu'à gagner du muscle et qu'elle ne permet pas de perdre de la graisse. Cette idée est erronée. En développant la masse musculaire, la musculation augmente le métabolisme de base et aide ainsi à perdre des graisses sur le long terme. Les muscles étant plus lourds que la graisse, on peut certes prendre un peu de poids sur la balance mais parallèlement affiner sa silhouette.

Je stimule mon système hormonal, j'augmente ma masse musculaire et je stimule encore plus ma masse grasse

Le réflexe pour réduire ses poignées d'amour est d'enfourcher un vélo ou d'aller courir et encore mieux de courir à jeun ! STOP !

Si l'entraînement cardio-vasculaire améliore la sensibilité à l'insuline, la musculation est un outil encore plus pertinent.

Nombre de personnes se découragent, persuadées qu'être grasses est leur destin. Car bien qu'elles passent des heures à pédaler ou courir, leur corps reste désespérément le même, voire empire, au fil des mois et des années.

Dès qu'elles se mettent à la musculation, les résultats sont rapides et spectaculaires en termes de perte de graisse et de sculpture de la silhouette aussi bien chez les hommes que les femmes.

La testostérone a un effet sur l'apparence physique : cette hormone va permettre d'augmenter la masse musculaire et de diminuer la masse grasse. Si faire du « cardio » réussit très bien au début, après quelques semaines, on atteint vite un palier. Et accumuler les heures passées sur la machine ne change rien au problème.

Le premier avantage de la musculation sur l'entraînement cardio-vasculaire est qu'elle augmente la masse musculaire, et donc le nombre de récepteurs à l'insuline (hormone responsable de votre taux de sucre). Et alors ? Le corps produit moins d'insuline pour baisser la glycémie. Moins d'insuline en circulation signifie une capacité accrue du corps à déstocker les graisses, particulièrement sur les poignées d'amour. Dans plus de 80 % des cas, la combinaison musculation-alimentation permet d'obtenir des résultats spectaculaires sur ces surplus de masse grasse.

Je préserve la solidité de mes os

La densité minérale osseuse est un index de la santé osseuse. Elle permet d'évaluer dans une certaine mesure les risques de fracture. Plus cette densité diminue, moins l'os est solide et plus les risques de fracture deviennent élevés. L'ostéoporose est une perte si importante de la masse osseuse qu'elle fragilise le squelette et augmente le risque. La densité minérale osseuse diminue avec l'âge, mais peut devenir rapidement problématique chez certaines personnes. L'ostéoporose peut survenir lors du vieillissement du corps humain et lors de la ménopause chez la femme. Et ce phénomène apparaît sans distinction chez l'homme et la femme.

Il est désormais bien établi que l'activité physique et l'exercice sont favorables au gain de masse osseuse. Et par conséquent, l'absence de pratique d'une activité physique diminue fortement les contraintes mécaniques appliquées sur les os et empêche ainsi leur renforcement. Mais attention, tous les sports ne sont pas bénéfiques à la santé osseuse. En effet, les sports où les forces appliquées à l'os ou les chocs subis par celui-ci ne sont pas assez importants ne permettent pas de lutter contre la perte de densité minérale osseuse et donc contre l'ostéoporose. Tel est le cas de la natation ou du cyclisme. En revanche, des activités comme la course à pied ou la musculation permettent de renforcer la densité minérale osseuse.

Je diminue mon stress

La musculation agit à plusieurs niveaux contre le stress :

- elle diminue le risque de stress et d'angoisse ;
- elle est un bon remède si le stress est déjà présent ;
- elle réduit les risques pour la santé induits par le stress (prise de poids, problèmes cardio-vasculaires...).

Pratiquer des exercices réguliers de musculation permet :

- d'augmenter la confiance en soi, puisque le but est de tonifier son corps et d'en améliorer l'aspect extérieur ;
- d'éliminer très efficacement les tensions liées au stress (en diminuant l'hormone du stress : le cortisol) ;
- d'améliorer le sommeil. En effet, la libération d'endorphines renforce significativement la qualité du sommeil. Et lorsque l'on dort bien, on est moins vulnérable face au stress, moins irrité.

INDEX

INDEX DES PARTIES DU CORPS

F

G

H

I

J

L

M

N

O

P

INDEX DES OBJECTIFS

R

S

T

INDEX DES EXERCICES

INDEX